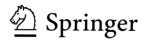
Springer

第2

Snapshots of Hemodynamics:
An Aid for Clinical Research and
Graduate Education（Second edition）

血流动力学精要：
临床研究和研究生教育辅助工具

主编 ◎ [荷]尼古拉斯·韦斯特霍夫（Nicolaas Westerhof）

[瑞士]尼古拉斯·斯特吉奥普洛斯（Nikolaos Stergiopulos）

[英]马克·诺布尔（Mark I. M. Noble）

主译 ◎ 王小亭　张宏民

U0333646

科学技术文献出版社
SCIENTIFIC AND TECHNICAL DOCUMENTATION PRESS

·北京·

图书在版编目（CIP）数据

血流动力学精要：临床研究和研究生教育辅助工具：第2版 / (荷) 尼古拉斯·韦斯特霍夫 (Nicolaas Westerhof)，(瑞士) 尼古拉斯·斯特吉奥普洛斯 (Nikolaos Stergiopulos)，(英) 马克·诺布尔 (Mark I. M. Noble) 主编；王小亭，张宏民主译. -- 北京：科学技术文献出版社，2024. 7. -- ISBN 978-7-5235-1531-0

Ⅰ. R331.3

中国国家版本馆 CIP 数据核字第 2024SH0186 号

著作权合同登记号 图字：01-2024-2246

中文简体字版权专有权归科学技术文献出版社所有
First published in English under the title
Snapshots of Hemodynamics: An Aid for Clinical Research and Graduate Education
by Nicolaas Westerhof, Nikolaos Stergiopulos and Mark I. M. Noble, edition: 2
Copyright © SPRINGER Science+Business Media, LLC, 2010
This edition has been translated and published under licence from
Springer Science+Business Media, LLC, part of Springer Nature.

血流动力学精要：临床研究和研究生教育辅助工具（第2版）

策划编辑：危文慧　　责任编辑：张　蓉　危文慧　　责任校对：张吲哚　　责任出版：张志平

出　版　者	科学技术文献出版社	
地　　　址	北京市复兴路15号　邮编 100038	
编　务　部	（010）58882938，58882087（传真）	
发　行　部	（010）58882868，58882870（传真）	
邮　购　部	（010）58882873	
官 方 网 址	www.stdp.com.cn	
发　行　者	科学技术文献出版社发行　全国各地新华书店经销	
印　刷　者	北京地大彩印有限公司	
版　　　次	2024 年 7 月第 1 版　2024 年 7 月第 1 次印刷	
开　　　本	787×1092　1/16	
字　　　数	246千	
印　　　张	10.5	
书　　　号	ISBN 978-7-5235-1531-0	
定　　　价	88.00元	

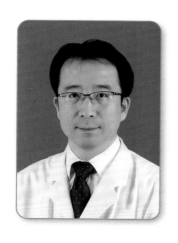

王小亭

中国医学科学院北京协和医院重症医学科，
主任医师，教授，博士生导师

社会任职

北京重症超声研究会会长，重症超声研究组（CCUSG）常务组长，国家卫生健康委员会重症医学专业重症超声质量控制小组组长，中国医师协会心脏重症专业委员会常务委员，中华医学会5C培训师。《协和医学杂志》、*Critical Care Medicine*（中文版）、《中国临床医生杂志》等期刊编委，《中华医学杂志》《中华医学杂志（英文版）》《中华内科杂志》等期刊审稿专家。

专业特长

长期致力于休克与血流动力学、感染性休克相关心肌抑制等方面研究，发表相关SCI收录文章50余篇，是我国重症医学专业早期开展重症超声临床与科研的工作者之一。

主译简介

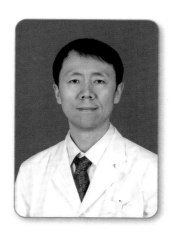

张宏民

中国医学科学院北京协和医院保健医疗部，
副主任医师

社会任职

北京重症超声研究会副会长，重症超声研究组（CCUSG）副组长。

专业特长

长期致力于重症超声与血流动力学方面研究，以第一作者发表相关
SCI收录文章14篇。

译者名单

主　译

王小亭　张宏民

副主译

李冬凯　王广健　刘晶晶　郭齐瑞

译　者
（按姓名笔画排序）

丁　欣　王　洁　王　娜　王　翠

王欣晨　毛佳玉　公茂磊　邓晴雨

邢志群　巩师毅　汤　铂　杜　微

李素玮　杨艳丽　余　超　陈　焕

陈容平　尚秀玲　周高生　赵　华

赵　宇　姚　波　高蓓钧　黄　薇

崔克亮　童泽文

原书前言

本书采用了快速参考风格，可帮助临床和基础科研人员、研究生了解血流动力学。得益于遗传学和分子生物学的最新发展，以及新的非侵入性测量技术的出现，使我们比以往任何时候都能更好地测量和了解心脏和血管的血流动力学。血流动力学的理论知识使我们能够通过定量方式及非侵入性技术，综合地描述心脏和动脉系统的功能，从而发现关于遗传和分子过程对心血管功能至关重要的信息。

我们对本书的布局进行了设计，通过简短的章节对各个主题进行了简洁的概述，每一章都以一个包含插图的"框"开头，描述了主题的主要方向。仅仅研究"框"里的内容通常就足以获得一些基本信息，因此在快速获取本书的主要内容时，可不必从头到尾地阅读。

本书的每一章均以上述方式编写，可帮助读者掌握血流动力学的基本原理及应用。在正文中，帮助读者快速获取章节信息的"框"被命名为"章节概要"，方便进一步寻找更详细的内容。如果需要更多细节或更宽广的视角，可以转到本书所涉及的其他相关章节，或"参考文献"部分列出的教科书。除此之外，在互联网上也可较为便捷地查找更多文献。

各章以"生理学和临床意义"结束，以将信息应用在正确的角度。

Nicolaas Westerhof

Nikolaos Stergiopulos

Mark I. M. Noble

中文版前言

在重症的发生、发展及对重症患者的救治过程中，血流动力学原理占据主导性地位。

重症医学是通过研究任何损伤或疾病导致机体向死亡发展过程的特点和规律，并根据这些特点和规律对重症患者进行治疗的学科。这一概念表现出重症发生、发展五不同：不同的机体与宿主、不同的疾病与损伤（原发病因与先导疾病）、不同的机体反应、不同的干预、不同的特点。并且，还体现出重症新认知，即重症是在损伤或疾病（原发先导病因）因素基础上，引发不同机体（年龄、性别、基础病）的失调反应（host-organ unregulated responsive，HOUR），导致最大稳态失衡，使得心肺氧输送、组织氧耗、氧代谢失调及重症单元（critical unit）损伤，最终会引起以心肺功能受损为核心的致命性的多器官功能不全。这就是基于HOUR与血流动力学的重症新认知。重症的发生、发展离不开血流动力学。以其为基础，重症血流动力学治疗是重症治疗的内核，基于镇痛镇静的机体失调反应管理可促进血流动力学稳定，体外生命支持与器官支持是血流动力学治疗的重要组成，重症超声让重症血流动力学认知更清晰、治疗更精准，而基于院感防控的重症感染管理则让血流动力学治疗更纯粹。

所以，在重症，血流动力学无处不在。

血流动力学分临床血流动力学与基础血流动力学，刘大为教授主编的《临床血流动力学》在临床学术界建立了血流动力学在临床认识认知与实践的天花板。继续推进，追本溯源，需加强对血流动力学基本知识的掌握，如血流动力学的基本要素（阻力、顺应性、惯性）、一些血流动力学的基础知识（黏性、涡流、泊肃叶定律、伯努利方程、拉普拉斯定律、振荡流理论）。有些知识表面耳熟能详，但实际上知之甚少。例如，有关心脏的基础血流动力学，表面非常熟悉，甚至很懂，但实际上，知其然不知其所以然，而有关血管动脉的基础血流动力学，表面本身就不熟悉，内在内涵就更缺乏了解。林林总总，还有很多，就如，不懂化学，如何认知生物化学；不懂生理，如何明白病理生理。在Nicolaas Westerhof、Nikolaos Stergiopulos和 Mark I. M. Noble教授（Springer）出版的*Snapshots of Hemodynamics：An Aid for Clinical Research and Graduate Education（Second edition）*中，全方面描述了上述的基础血流动力学相关内容与内涵，既有基础理论内容，堪称原理，又有与生理和临床相关性内容，简洁而精要。同时，全书的表现形式也非常引人入胜，每一部分内容都从一个内容丰富生动的"图框式"概要开始，对全章内容进行精练解释，并以此为基础进一步详细描述内涵，随后再到生理与临床相关性，层层推进。所以此书值得尽快成为与血流动力学有关的专业人士的指导用书。全书内容强调了从血流动力学到临床的重要性。

发现并认识这本著作，我们首先集中了全国既有重症医学和临床血流动力学理论基础，同时具有重症与血流动力学治疗实践的相关专家，认真阅读了书中相关内容，讨论了与目前重症发展认知的同步性与先进性。之后进行了翻译，尽可能无误表达，词能达意。随后译者之间进行了交叉互审，并选择合适时间及时进行了线上线下的讨论与定稿。更为重要的是，最终的稿件还邀请了刘大为教授等对重症医学和血流动力学有很高造诣的专家进行审阅。在此，感谢所有译者与审阅专家的辛勤付出。

希望能对各位读者有益。也期待对重症医学等相关专业和所有的患者有益。

王小亭　张宏民

目 录

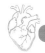

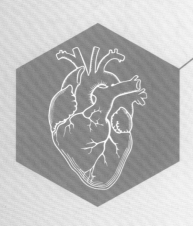

第一部分

血流动力学基础

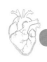
第1章 黏度

章节概要

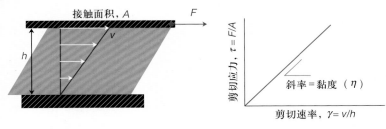

　　流体位于两个平行平面之间。剪切力（F）除以液体与平板之间的接触面积（A），得到剪切应力（τ），$F/A = \tau$。剪切速率是指不同流体层面之间流速的差异，可以由顶部平面的流速（假设底部平面固定）除以平面间的距离计算得出，$\gamma = v/h$。剪切应力和剪切速率的比值就是黏度（η），其为一种物质属性（右图）。如果获得的曲线呈一条直线（如血浆），我们便把这种流体称为牛顿流体。如果我们改变平面的黏度或平面间的距离，剪切应力和剪切速率也随之改变。

一、概述

　　概要框中附图所示的试验表明，在剪切力（F）的作用下，顶部平面以恒定速度（v）移动，而底部平面保持不变（速度为0）。其结果是不同的血液层以不同的速度移动。不同血液层的速度差异导致了它们之间的剪切作用。

　　剪切速率（γ）是一个流体层相对于下一个流体层的位移。如图1.1所示，剪切速率一般为流速剖面的斜率。在所列例子中，流速剖面是线性的，从底部的0到顶部的v_0。因此，流速剖面的斜率也就是剪切速率，等于v/h，h是平面之间的距离。剪切速率单位为s^{-1}。获得一定速度所需的力，与流体和平面之间的接触面积（A）成正比。因此，使用"剪切应力"一词十分方便，它被定义为单位面积的力，$\tau = F/A$，单位为Pa或N/m^2。

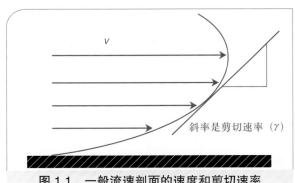

图 1.1　一般流速剖面的速度和剪切速率

　　我们可以想象以下试验：以不同的速度（v）移动顶部平面，并测量剪切力（F），然后绘制剪切应力（τ）与剪切速率（γ）的曲线。概要框中附图所示曲线的斜率即为黏度（η）。

$$\eta = \tau/\gamma$$

黏度的单位是Pa·s = N·s/m^2，或P（泊，dyn·s/cm^2）（1 Pa·s = 10 P）。

　　剪切应力和剪切速率呈直线关系的流体被称为牛顿流体，即黏度不取决于剪切应力或剪切速率。然而，血液的情况并非如此（图1.2）。黏度有时被称为动态黏度，而动态黏度被定义为黏度（η）除以流体密度（ρ），即η/ρ。

1.血液的黏度

血液由血浆（plasma）和颗粒组成，99%的颗粒体积为红细胞（red blood cell，RBC）体积。因此，血浆和血液的黏度差异主要由红细胞决定（图1.2）。血液的黏度取决于血浆的黏度，以及红细胞压积（红细胞体积占全血容积的百分比，Ht）和红细胞变形能力。红细胞压积越高，可变形的红细胞越少，意味着黏度会越高。红细胞压积与黏度的关系复杂，公式繁多。其中最简单的一个是爱因斯坦的公式（图1.3）：

$$\eta = \eta_{plasma}\cdot(1+2.5Ht)$$

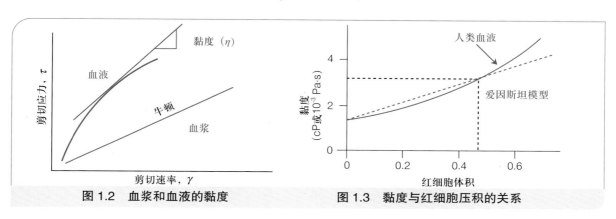

图1.2　血浆和血液的黏度　　　　　图1.3　黏度与红细胞压积的关系

在含有颗粒的流体中，爱因斯坦关于黏度的公式只适用于颗粒浓度非常低的情况。尽管如此，它还是给出了一些提示。血浆黏度约为0.015 P（1.5 cP），生理红细胞压积为40%～45%时血液黏度约为3.2 cP，即3.2×10^{-3} Pa·s。

血液黏度不仅取决于血浆黏度和红细胞压积，还取决于红细胞的大小、形状和弹性。例如，骆驼血液的红细胞压积虽然只有人类血液的一半左右，但由于其红细胞的刚性较强，整体的血液黏度与人类相当。

2.血液黏度异常或非牛顿流体行为

血液的黏度取决于它的流速。更准确地说，当剪切速率增加时，黏度降低（图1.4）。剪切速率高时，环状红细胞与血流方向同向，黏度较低。剪切速率极低时，红细胞可能发生聚集，从而使黏度极大增高。甚至有研究者提出，在血液开始流动之前，需要一定的最小剪切应力，即所谓的屈服应力。在大中型动脉中，剪切速率高于100 s^{-1}，黏度实际上与速度无关，因此是恒定的。剪切应力生理范围为10～20 dyn/cm²或1～2 Pa（1 Pa = 0.0075 mmHg）。有几个方程与血液剪切应力和剪切速率有关，如卡森方程和Herschel-Bulkley流体方程[1-2]。

黏度也取决于血管的大小（图1.5）。在小血管且低流速情况下，血液黏度随血管管径的减小而明显降低。这就是所谓的法–林效应，其作用于直径小于1 mm的血管中。因此，血液的非牛顿性质只存在于微循环中。

红细胞呈轴向聚集（血浆撇取），而血小板的浓度在管壁处最高。

黏度取决于温度。温度每降低1℃，黏度就增加2%。因此，冰冷的足部血液黏度比大脑高得多。

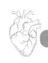

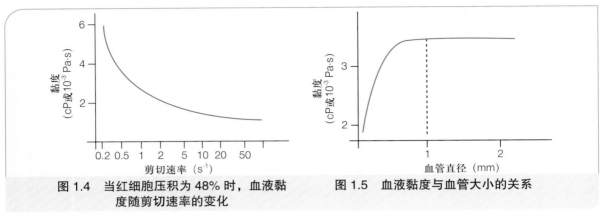

图1.4 当红细胞压积为48%时，血液黏度随剪切速率的变化

图1.5 血液黏度与血管大小的关系

3.如何测量黏度

血液黏度是用黏度计测量的。黏度计基本上由两个旋转的表面组成，如概要框中附图所示为两个平面的模型。防止血液与空气接触可控制温度。在比较黏度数据时，我们应该始终记住，结果与测量设备有很大关系。

二、生理学和临床意义

血液黏度的异常特征是由红细胞引起的，其影响主要表现在低剪切速率和小直径的微循环中。这些对大动脉的血流动力学影响不大。因此，在大血管的血流动力学中，可以假设黏度与血管直径和剪切速率无关。

在体内测定血液黏度几乎是不可能的。原则上，根据血管上的压降、流经血管的流量及管径的大小，可以由泊肃叶定律推导出黏度。然而，在泊肃叶定律（见第2章）中，血管直径为4次方，因此血管直径的一个小误差会导致计算出的黏度有很大的误差。并且，平均压降在同一段动脉上通常为1 mmHg。此外，由于血浆撇取效应，红细胞压积在所有血管中并不相同。因此，泊肃叶定律仅适用于无进口长度影响（见第2章）及压力和流量均为非脉冲式的情况（见第8章）。

血液循环的主要目的是为组织提供氧气。供氧是血液流量和氧含量的共同产物。红细胞压积决定了血液的（最大）携氧能力和黏度，从而决定了血流阻力。这些对氧输送的抵消作用导致海平面上人类的最佳红细胞压积约为45%，男性和女性之间的差异很小。哺乳动物的血液黏度是相似的，但红细胞压积并非如此，这是因为红细胞的大小、形状和弹性均不相同。

低红细胞压积（如贫血）会降低血液的氧含量和黏度。前者降低氧供，后者增加血流量从而增加氧供。相反，红细胞增多症会增加血液中的氧含量，但会降低血流量。高海拔地区的氧分压较低，导致血液中的氧饱和度较低，此时较高的红细胞压积是有利的。在耐力运动中，较高的红细胞压积在氧需求增加时也会更有效。这就是运动员有时使用促红细胞生成素的原因。

参考文献

扫码查看

第2章　泊肃叶定律

章节概要

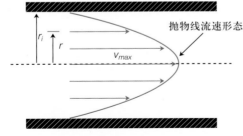

抛物线流速形态

$$Q = (\Delta P/l)\cdot(\pi/8\eta)\cdot r_i^4$$
$$v(r) = (\Delta P/l)\cdot(r_i^2 - r^2)/4\eta$$
$$\tau = 4\eta\cdot Q/(\pi\, r_i^3)$$

　　泊肃叶定律描述了稳定流动条件下刚性管道中压降（$\Delta P/l$）与血流量（Q）之间的关系。该图展示了圆形横截面积的管道流速呈抛物线形态，即不同流体层相对中心固定在相同的恒定距离。流速与管径（4次方）、管道压降（$\Delta P/l$）及血液黏度（η）密切相关。流速形态为抛物线（如第2个公式）。作用在内膜层（内皮细胞）上的壁面剪应力τ（如第3个公式）$= 4\eta Q/(\pi r^3) = (\Delta P/l)\cdot(r_i/2)$。阻力即可计算为$R = \Delta P/Q = 8\eta l/\pi r_i^4$。

一、概述

　　稳定层流通过半径恒定为r_i的管路，其横截面的流速呈抛物线形态。如下公式为流速v与半径r的函数关系：

$$v_r = \frac{\Delta P\cdot(r_i^2 - r^2)}{4\cdot\eta\cdot l} = v_{max}(1 - r^2/r_i^2)$$

　　ΔP是长度为l的管道的压降，η为血液黏度。在$r = 0$时，速度为最大值v_{max}，$v_{max} = \Delta P\cdot r_i^2/4\eta l$，而在$r = r_i$时，速度假定为0。平均流速为：

$$v_{mean} = \Delta P\cdot r_i^2/8\cdot\eta\cdot l = v_{max}/2 = Q/\pi r_i^2$$

　　并且发现$r \approx 0.7 r_i$。

　　血流量（Q）是平均流速（v_{mean}）乘以管道的横截面积（πr_i^2），得出：

$$Q = \Delta P\cdot\pi\cdot r_i^4/8\cdot\eta\cdot l$$

　　泊肃叶定律描述了稳定的血流量在流过恒定内径的刚性管道时，与压差ΔP的关系。1860年，哈根–泊肃叶定律被推导提出，其主要由基础物理学（牛顿定律）或者纳维–斯托克斯方程推导而来。

　　泊肃叶定律主要基于以下假设：

　　·管道为刚性、笔直、形态固定。

　　·液体为牛顿流体，即黏度固定。

　　·流速形态为抛物线、稳定、非搏动，管壁侧的速度为0（非光滑管壁）。

　　在弯曲的管路和远端分支中，其流速形态则不为抛物线，抛物线流速形态需要一定长度的笔直管路延伸，这个长度称为入口长度（图2.1）。入口长度l_{inlet}取决于雷诺数（Re见第4章）。

$$l_{inlet}/D \approx 0.06Re$$

血管直径为D。主动脉的平均血流速度为6 L/min，直径为3 cm，所以平均速度为 ~ 15 cm/s。因此，雷诺数 ~ 1350（见第4章），这也意味着l_{inlet}/D ~ 80，入口长度 ~ 240 cm，其实际上长于整个主动脉的长度。髂总动脉的雷诺数约为500，直径 ~ 0.6 cm，也就意味着入口长度 ~ 18 cm。其他的更多外周动脉入口长度要短得多，其实际长度更短。很明显，抛物线的流速形态在动脉系统中甚至完全不同。尽管如此，泊肃叶定律仍可作为一个将压降与流量相关联的概念。

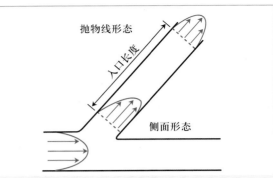

流量通过分支可显示倾斜形态。只有通过一定入口长度，流速形态才会呈抛物线。

图 2.1　入口长度

一个简化或者更加广义的泊肃叶公式为$Q = \Delta P/R$，其中阻力指数：

$$R = 8 \cdot \eta \cdot l/\pi \cdot r_i^4$$

该定律类比于电流的欧姆定律，阻力等于电压差除以电流。电压差类比于压降，电流类比于血流量。在血流动力学中我们仍称之为欧姆定律，因此：

$$\Delta P/Q = R$$

这意味着阻力可以通过压力和血流量进行计算。

1.管壁剪切力的计算

管壁剪切率可通过管壁流速形态的斜率进行计算（角度θ见图2.2），与管壁流速阶差相关，$\tan\theta = \mathrm{d}v/\mathrm{d}r$（见第1章）。根据流速形态的导数可得出剪切率$\gamma = (\Delta P/l) \cdot r/2\eta$。剪切力是剪切率乘以黏度，即$\tau = (\Delta P/l) \cdot r/2$。在血管轴向$r = 0$时，剪切率$\tau = 0$，在管壁$r = r_i$时，$\tau = (\Delta P/l) \cdot r/2$。因此，血细胞在血管的横截面会遇到一定程度的剪切力及剪切率。

管壁剪切力也可以根据基本原理进行计算（图2.3）。

动脉段长度为l，由压差造成的力为$(P_1 - P_2) = \Delta P$，乘以横截面积（πr_i^2），应该等于摩擦力造成的相反的力。管壁的摩擦力等于剪切力（τ）乘以侧壁表面积（$2\pi r_i \cdot l$），即等同于力的综合，$\Delta P \cdot \pi r_i^2 = \tau \cdot 2\pi r_i \cdot l$，并且：

$$\tau = (\Delta P/l) \cdot (r_i/2)$$

该公式体现了恒定的灌注压可增加黏度，却不影响管壁剪切力。

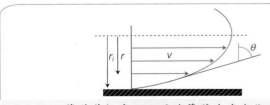

管壁剪切率可以通过管壁速度变化率计算，如图中可以通过角度计算。剪切率与流量或压差的关系已在文中给出。

图 2.2　管壁剪切率计算方法

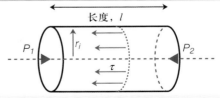

管壁剪切力可以通过平衡压力直接计算，$\Delta P = P_1 - P_2$，摩擦力$\tau = (\Delta P/l) \cdot (r_i/2)$。

图 2.3　管壁剪切力的计算方法

管壁剪切力也可表示为泊肃叶定律的功能流量：

$$\tau = 4 \cdot \eta \cdot Q / \pi \cdot r_i^3$$

这是一个更加实用的用来估测管壁剪切力的公式，因为流量、内径都可用无创的超声或者MRI进行测量，压降却无法获得。

2.使用泊肃叶定律获得黏度实例

通过储液器使毛细血管排空是一个相对简单的获得黏度的方式（图2.4），了解毛细血管的尺寸后使用泊肃叶定律，即可计算黏度。而更简单的方式是测定相对于水的黏度，此时我们需要一个烧杯和一个秒表，在选定时间内获得的血液和水的量与其黏度成反比，其设计原理同奥氏黏度计。

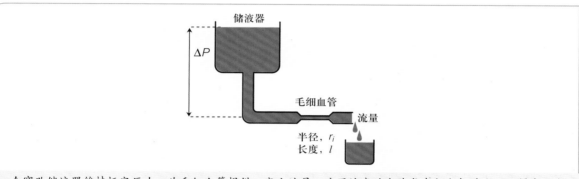

一个宽孔储液器维持恒定压力，为毛细血管提供一定血流量。应用泊肃叶定律或者与水相对比，可得出一个绝对或者相对黏度。

图 2.4　黏度的算法

3.默里定律

默里定律（1926年）最初由Hess在1913年提出，它假设血液流动所需要的能量和维持脉管系统所需要的能量是最小的[1]。血液流动所需要的能量等同于压力乘以流量，用泊肃叶定律，即 $P \cdot Q = Q^2 \cdot 8 \cdot \eta \cdot l / \pi r_i^4$。维持脉管系统所需的最小能量与血管容量成比例，因此等于 $b \cdot \pi r_i^2 l$，b是恒定常数。总能量 E_m：

$$E_m = Q^2 \cdot 8\eta \cdot l / \pi r_i^4 + b \cdot \pi r_i^2 l$$

最小值 $dE_m/dr = 0$，也就意味着：

$$Q = (\pi/4l) \cdot (b/\eta)^{0.5} \cdot r_i^3 = k \cdot r_i^3$$

根据分叉理论：

$$Q_{mother} = Q_{daughter1} + Q_{daughter2}$$

因此，

$$k_m \cdot r_{mother}^3 = k_{d,1} r_{daughter1}^3 + k_{d,2} r_{daughter2}^3$$

有等同的管道，即相同的半径和长度，因此等于k's，也就是：

$$r_{mother}^3 = 2 \cdot r_{daughter}^3$$

我们也发现：

$$r_{daughter} = (1/2)^{1/3} r_{mother} \approx 0.79 r_{mother}$$

两个子区域是$2 \times 0.79^2 \approx 1.25$倍的母血管的区域。这个区域比率接近沃默斯利基于振荡流理论预测的区域比率（见第8章），在分叉处可获取最小反射波，也就是$1.15 \sim 1.33^{[2]}$。默里定律提出了最小的血流管道和最优的分叉[1]。

二、生理学和临床意义

一个更加普遍的推导泊肃叶定律是$Q = \Delta P/R$，可通过测量平均压力和平均流量使我们推导出阻力R。

管壁剪切力即内皮细胞上的剪切力，在短期（几秒到几分钟）和长期（数周、数月或数年）发挥着重要的作用（见第27章）。短期的影响是血管运动张力和血流介导的扩张（flow-mediated dilatation，FMD）。长期效应是血管重塑、内皮损伤、屏障功能改变和动脉粥样硬化（见第27章）。

剪切力在胚胎的心血管系统发育过程中扮演了一定角色。一方面，剪切力通过基因表达，影响正常心血管发育[3]；另一方面，它激活了造血干细胞[4]。非常有意思的是，剪切力取决于血管的大小，但哺乳动物即使有相同血管，剪切力也不同[5]。

迄今为止，体内的剪切力或剪切率仍然无法直接测量。剪切率通过流速形态和血液黏度在管壁的情况推导得出。流速形态可通过MRI和超声进行测量。然而，通过计算获取剪切率需要外推流速形态，因为非常靠近管壁的流速测量无法实现。根据流速形态，不管是基于泊肃叶定律还是振荡流理论（见第8章），管壁流速压差也可被计算出，$dv/dr = \gamma$。想要计算管壁剪切力，还要知道靠近管壁的血液黏度，但由于血浆撇取效应，靠近管壁的黏度无法获得。血浆撇取效应是指在管壁附近区域的红细胞相对缺失。此外，心率（heart rate，HR）变化导致的内径变化也无法算出，所以管壁的剪切力也无法被准确估算。

管壁剪切力估计在$10 \sim 20$ dyn/cm²，大约小于环向应力10 000倍（见第9章）。尽管在大小上有巨大的不同，但在生理行为和生理情况中，这些应力同样重要（见第27章及第28章）。

参考文献

扫码查看

第3章 伯努利方程

章节概要

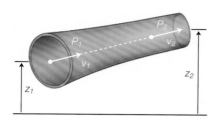
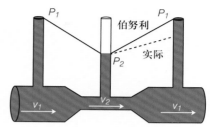

伯努利方程将血压（P）和血流速度（v）联系起来，它表示流动的血液中的能量守恒。如果忽略摩擦或湍流造成的压力损失，伯努利方程表示，机械能（P）、动能（$\frac{1}{2}\cdot\rho v^2$）和势能（$\rho\cdot g\cdot z$）之和将保持不变。在任何充满血液的器官中，压力之和或总能量都是恒定的。对于处于仰卧位的人体血管，$\rho\cdot g\cdot z$通常可被忽略。因此，当速度较高，即$v_2 > v_1$时，压力较低（右图）。实际上，狭窄段末端的压力并不像伯努利方程所说的那样完全恢复。这一定律有助于理解瓣膜狭窄的影响。狭窄瓣膜上的压降可用$\Delta P = 4v_s^2$来估算，ΔP以mmHg为单位，v_s为狭窄处的最大血流速度，以m/s为单位。

一、概述

伯努利方程可以看作一个能量定律。它将血压（P）与血流速度（v）联系起来。伯努利定律说，如果粒子沿着血液的路径（概要框中左图的虚线）移动，下面的和保持不变。

$$P + \frac{1}{2}\cdot\rho\cdot v^2 + \rho\cdot g\cdot z = 常量$$

其中，ρ是血液密度，g是重力加速度，z是相对于水平参考面（地面或心脏水平）的高度。伯努利方程表示，当流体颗粒流动时，静水压力（P）、势能（$\rho\cdot g\cdot z$）、动压或动能（$\frac{1}{2}\cdot\rho\cdot v^2$）三者之和保持不变。从牛顿定律可以很容易推导出伯努利方程：压力+重力＝质量×加速度。

严格地说，伯努利方程只有在没有黏性损失和血液流动稳定的情况下才适用。

二、生理学和临床意义

伯努利定律告诉我们，当流体质点减速时，压力将会增加。相反，当流体质点加速时，如通过严重狭窄时，压力将会降低。

由于压力和速度之间的直接关系，伯努利方程在临床中存在一些有趣的应用，例如，用于估计主动脉瓣或二尖瓣狭窄严重程度的Gorlin方程[1]。让我们思考一下流过狭窄瓣膜的流量，见图3.1。

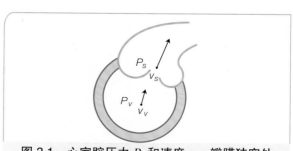

图3.1 心室腔压力 P_v 和速度 v_v，瓣膜狭窄处压力 P_s 和速度 v_s

1.应用伯努利定律

$$P_v + \tfrac{1}{2}\cdot\rho\cdot v_v^2 = P_s + \tfrac{1}{2}\cdot\rho\cdot v_s^2$$

和

$$P_v - P_s = \tfrac{1}{2}\cdot\rho\cdot(v_s^2 - v_v^2)$$

流量Q在心室腔和瓣膜狭窄处相同，因此$A_v\cdot v_v = A_s\cdot v_s = Q$，其中$A_v$和$A_s$分别是心室和瓣膜的横截面积。将这个代入伯努利方程，我们得到：

$$\Delta P = P_v - P_s = \tfrac{1}{2}\cdot\rho\cdot Q^2\cdot(1/A_s^2 - 1/A_v^2)$$

由于瓣膜狭窄处的横截面积远小于心室的横截面积（$A_s << A_v$），因此方程可简化为：

$$\Delta P = \tfrac{1}{2}\cdot\rho\cdot Q^2/A_s^2 = \tfrac{1}{2}\cdot\rho\cdot v_s^2$$

当狭窄处的速度v_s以m/s表示时，压降P（mmHg）约为$4\cdot v_s^2$。

早些时候，这种方法被用于通过测量流量和压力梯度（如使用压力线）来估算瓣膜狭窄处的有效面积（A_s）[1]。

$$A_s = Q\sqrt{\frac{\rho}{2\Delta P}}$$

当压力以mmHg为单位，流量以mL/s为单位时，有效面积A_s（cm²）$= 0.02\cdot Q/\sqrt{\Delta P}$。如果将缩脉下游的压力恢复（见下文）纳入，则$A_s = 0.0225\cdot Q/\sqrt{\Delta P} = Q/(44\sqrt{\Delta P})$[2]。

2.计算主动脉瓣面积

通过多普勒测速仪测量瓣环和主动脉处的流速，可以直接计算瓣膜面积（图3.2）。由于体积流量相同，这两个位置的速度和面积的乘积也是相同的。因此：

$$A_{valve} = A_{aorta}\cdot v_{aorta}/v_{valve}$$

（注：valve为瓣膜；aorta为主动脉）

3.射流和缩脉

当血流从瓣膜等开口处流出时，会形成射流和缩脉（图3.3），并在瓣膜狭窄和反流中发挥作用。收缩系数，即射流（彩色）和瓣膜（虚线）的面积比，取决于瓣膜的形状。康达效应是一种现象，即沿心房壁或心室壁的射流看起来比自由射流小。因此，根据射流面积估算瓣膜面积并非易事。通过计算流体动力学，即纳维-斯托克斯方程的数值解（见附录5），可计算复杂几何中的流速，从而了解更多关于射流的知识。

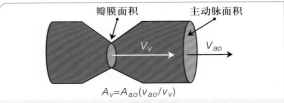

主动脉瓣面积A_v可通过多普勒测量主动脉和瓣膜处血液流速（v_{ao}和v_v）及主动脉面积A_{ao}计算得出。

图3.2 主动脉瓣面积的计算方法

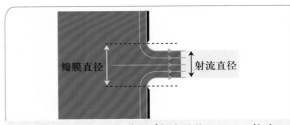

收缩系数A_{jet}/A_{valve}取决于解剖形状。jet：射流；valve：瓣膜。

图3.3 缩脉效应是流体不能急转的结果

4.动能

伯努利方程与能量守恒有关。动能为$\tfrac{1}{2}\cdot\rho\cdot v^2$。在收缩达峰时（$P = 130$ mmHg），腹主动脉下段血流以1 m/s的流速与髂动脉分叉顶端的血管壁接触。当血流在那里恰好停滞时，速度可忽略不计（$v = 0$）。根据伯努利方程，这意味着压力上升，$\frac{1}{2} \cdot \rho \cdot v^2 = \frac{1}{2} \cdot 1060 \cdot 1^2 = 530$ N/m$^2 \approx 0.5$ kPa。而 1 kPa = 7.5 mmHg，所以血流减速产生的压力约为3.5 mmHg。

5.静水压

大多数测量都是在仰卧位进行的。然而，大多数活动都是在站立位进行的。图3.4显示了一个人在仰卧位和（静止）站立位时动脉和静脉系统的压力。可以看到，动静脉压差受体位影响不大。

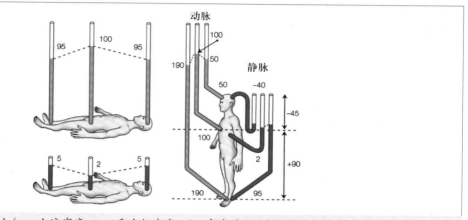

各水平受静水压$\rho \cdot g \cdot h$（ρ：血液密度；g：重力加速度；h：高度差$z_1 - z_2$）的影响。虚线表示心脏水平。

图3.4　体位对动脉和静脉压力的影响（估计值，单位为 mmHg）
（Adapted from ref.[3]，used by permission）

因此，这两个体位的流体驱动力没有太大区别。由于动脉十分坚韧，所以差异巨大的跨壁压主要对静脉系统和毛细血管系统造成影响。静脉瘀血使得心脏充盈减少，从而对心脏的泵血功能有暂时性影响。毛细血管跨壁压增高导致水肿形成。

当一个人处于斜仰卧位时，可估算出颈部和手部静脉的压力（图3.5）。浅静脉塌陷点与心脏之间的高度差是静脉压力。如果高度差以cm为单位，则静脉压可计算为$\rho \cdot g \cdot z = (1.05 \cdot 980 \cdot z)$ dyn/cm^{2}或$1.05 \cdot 980 \cdot z/1360 = (z/1.33)$mmHg，因此，当$z = 10$ cm时，静脉压 ~ 7 mmHg。

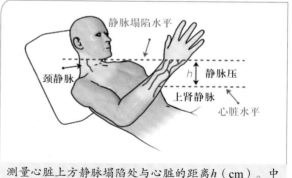

测量心脏上方静脉塌陷处与心脏的距离h（cm）。中心静脉压为（$h/1.33$）mmHg。

图3.5　用塌陷法估测静脉压
（Adapted from ref.[3]，used by permission）

参考文献

扫码查看

第4章　湍流

章节概要

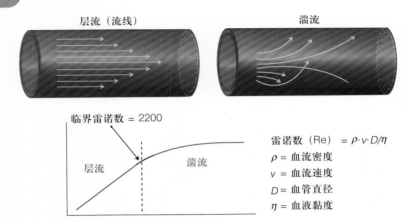

层流（流线）　　　　　　　湍流

临界雷诺数 = 2200

层流　　　　　湍流

雷诺数（Re）= $\rho \cdot v \cdot D/\eta$
ρ = 血流密度
v = 血流速度
D = 血管直径
η = 血液黏度

　　层流和湍流：层流中流体质点仍然是单层移动（左图），但湍流中流体质点在各层之间不规律移动（右图）。湍流比层流效率低，即相同的流量需要相对较大的压差。层流的状态可稳定或不稳定（脉动流）。雷诺数 Re = $\rho \cdot v \cdot D/\eta$ 是表征流动的无量纲数（没有单位）。在直型血管中，当雷诺数超过2200（临界雷诺数）时，层流变成湍流，而低于临界雷诺数的流动是层流。一般来说，动脉系统中的血流是层流。在主动脉且心输出量较大时，如在运动期间，血流可能是湍流。血管狭窄和瓣膜狭窄远端的血流是湍流，血液透析患者的血管通路中的流量可以非常高，从而导致湍流。

一、概述

　　当血管中的流量相对较低时，流体质点在同心层中平稳地移动（概要框附图，左图），这种类型的流动称为层流。压力梯度和流量之间的关系是线性的，正如泊肃叶定律所描述。随着流量的增加，平滑的平行流体运动变成波浪形，导致漩涡向下游传播，随后，漩涡的数量增加，最后导致流体运动变得不规则[1]。这种不规则和看似随机的流体质点运动称为湍流。湍流在能量上比层流损失得更多，因为部分用于维持流动的机械能（压力梯度）在流体质点之间的不规则运动中损失了。因此，湍流的阻力会更大，这体现在压降和流量之间的斜率变化上（概要框附图，右图）。

　　经常使用雷诺数 Re 来确定流体是层流还是湍流。Re = $\rho \cdot v \cdot D/\eta$，其中 ρ 为血液密度，v 为血流平均速度，D 为血管直径，η 为血液黏度。雷诺数反映了惯性和黏性效应的比。对于低雷诺数（Re<2200）（2200为临界雷诺数），黏性效应占主导地位，血流是层流；而对于 Re>2200，血流是湍流。因此，不仅血流的速度决定血流是否为层流，血管直径、血液黏度和血液密度也起决定性作用。

　　在临界雷诺数（2200）附近存在一个过渡区。在这个区域，血流既不是严格意义上的层流，也不是严格意义上的湍流。此外，当流量缓慢增加时，在雷诺数略高于2200时才是湍流；反之，当流量从湍流的情况下减少时，即使雷诺数小于2200，仍有湍流。在一些血流动力学书籍中，直径由半径代替，这时的临界雷诺数是1100。

二、生理学和临床意义

在正常的静息状态下，动脉血流是层流。例如，在人体静息状态下，主动脉的心输出量（cardiac output，CO）为6 L/min时，雷诺数计算如下。平均血流速度$v = CO/\pi r_i^2$，$r_i = 1.5$ cm，$v = 6000/(60 \times \pi \times 1.5^2) \approx 15$ cm/s。假设血液密度为1.06 g/cm³，血液黏度为3.5 cP，雷诺数$Re = v \cdot D \cdot \rho/\eta = 1.06 \times 15 \times 2 \times 1.5/0.035 \approx 1350$。这个雷诺数远远低于2200的临界雷诺数，因此血流是层流。在剧烈运动时，心输出量可能增加为原来的5倍或更多，雷诺数会增加到2200以上，出现湍流（图4.1）。

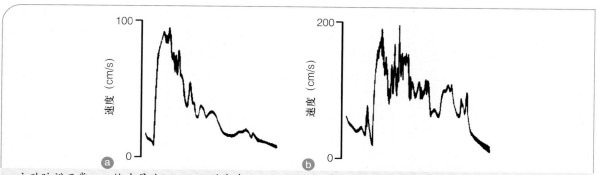

a.主动脉瓣正常，心输出量为5.3 L/min的患者；b.主动脉瓣正常，但心输出量增加到12.9 L/min的患者。湍流在高主动脉流量的情况下更为明显和强烈。

图 4.1　湍流显示在主动脉血流速度的快速波动
（Adapted from ref.[2]，used by permission）

Re＞2200这个向湍流过渡的标准适用于血管中的稳定流动。而动脉血流是高度脉冲性的，这个标准并不严格适用。对于脉动流来说，层流持续的时间较长，而过渡到湍流需要较高的雷诺数。

当血流加速时，湍流过渡会被延迟，而在减速的血流中，湍流过渡会加快。湍流造成的压降是血流快速减速的有效手段。一个经典的例子是在狭窄处的湍流。加速通过狭窄处汇合部分的流体质点，在远端扩张部分快速减速，流线分离，形成湍流。严重的狭窄可在雷诺数低至50时就形成湍流。

湍流可能影响内皮功能并在某些疾病中发挥重要作用，例如，有人认为，狭窄远端的湍流促成了狭窄后动脉扩张的现象。瓣膜狭窄后也会出现主动脉扩张。另外，发生在血液透析患者使用的血管通路静脉吻合处的湍流与血管内膜增生有关，最终导致血管通路的狭窄及通路失败。

参考文献

扫码查看

第5章 动脉狭窄

章节概要

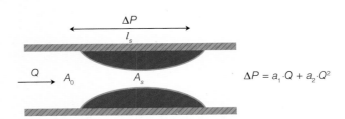

$$\Delta P = a_1 \cdot Q + a_2 \cdot Q^2$$

　　主动脉缩窄和动脉狭窄是动脉管腔的局部狭窄，通常是动脉粥样硬化的结果。狭窄可通过 A_s/A_0 比率来量化，称为面积比，常表述为百分之多少闭塞面积，由公式 $(1 - A_s/A_0)\cdot 100$ 计算。狭窄处的压力下降值 ΔP 和流量 Q 的2次方相关，这意味着狭窄处阻力随着流量的增加而增加。压降－流量方程中的线性项体现了狭窄处的黏性相关损耗，而2次项代表了湍流引起的损耗。在严重狭窄（闭塞面积超过85%）中，湍流引起的损耗占主导地位。严重的狭窄显著增加了血流阻力，并且由于阻碍了远端血管床的充足血供而表现出潜在的危害性。

一、概述

　　狭窄（Stenosis）源自希腊语"Narrowing"，是一个医学术语，用于描述动脉的局部收缩。狭窄通常由动脉壁内膜下粥样斑块引起，斑块逐步进展并突出到动脉腔内，从而导致血液自由流动的通道狭窄。

　　缩窄或动脉狭窄由汇聚段、狭窄段（包含定义狭窄程度的最小管腔切面）和分流段组成（图5.1）。在汇聚段，伯努利方程成立（见第3章）。在狭窄段，假定泊肃叶定律适用的前提是狭窄段足够长且直径近似恒定。在分流段，血流分离且常出现明显的黏性损耗，意味着在此区域伯努利方程和泊肃叶定律都不适用。

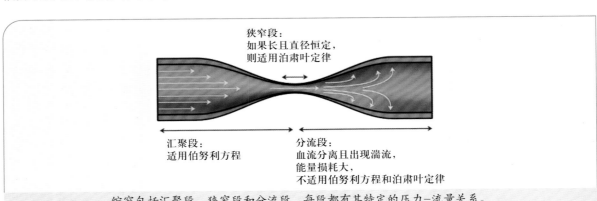

缩窄包括汇聚段、狭窄段和分流段，每段都有其特定的压力－流量关系。

图 5.1 缩窄示意

狭窄的严重程度可以用狭窄面积比或直径比来表示，即 $(1 - A_s/A_0) \cdot 100$ 或 $(1 - D_s/D_0) \cdot 100$，下标 s 和 0 分别表示狭窄和未狭窄的血管段。缩窄段上的压力损失可以通过半经验关系来阐明。这种关系是由 Young 和 Tsai[1] 发展起来的，他们在同心和偏心狭窄模型中进行了一系列定常流和脉动流试验。Young 和 Tsai 发现，穿过动脉狭窄处的压降值 ΔP 与流量 Q 相关，并有如下关系：

$$\Delta P = \frac{8\pi \cdot \eta \cdot l_s}{A_s^2} \cdot Q + \frac{K_t \cdot \rho}{2A_0^2} \cdot (A_0/A_s - 1)^2 \cdot Q^2 = a_1 Q + a_2 Q^2$$

式中，A_0 为管腔通畅的横截面积，即狭窄段内最小的自由横截面管腔面积。该方程的第一项解释了血液流过狭窄管腔时的黏性损耗（泊肃叶定律）。第二项表明了狭窄远端的压力损失，由突然膨胀的管腔内的流体力学推导而来。K_t 是一个经验系数，约等于 1.5，很大程度上取决于狭窄处的形状。虽然该方程由定常流动推导而来，但对于振荡变化的压力–流量关系，类似的方程也成立[2]。

狭窄后扩张

狭窄远端的动脉直径通常增大，这种现象称为狭窄后扩张。具体机制目前仍不清楚，可能是狭窄段下游的异常剪切应力和湍流导致了血管壁细胞外基质重塑。也有人认为狭窄远端的血管壁振动导致了扩张[3]。

二、生理学和临床意义

通过测量来描述狭窄的最好方法是建立狭窄处的流量和压力之间的关系（图5.2）。

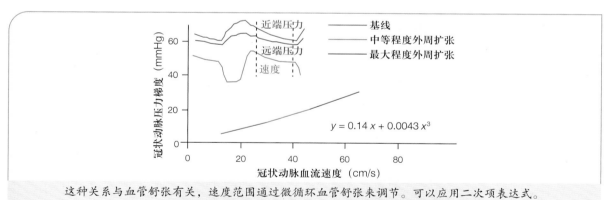

这种关系与血管舒张有关，速度范围通过微循环血管舒张来调节。可以应用二次项表达式。

图 5.2　冠状动脉狭窄处压降与血流速度的函数关系
（Adapted from ref.[4]，used by permission）

狭窄处压降的经验公式表明，流量和面积都是 2 次项。这是动脉缩窄血流动力学的一个重要方面。为了说明 2 次项的重要性，我们假设狭窄长度 l_s 非常小，以致上述方程中的第一项 $a_1 \cdot Q$ 可以忽略不计，则压降与流量的平方成正比。假设股动脉轻度缩窄的患者在休息时，缩窄部分压降为 10 mmHg。当患者开始行走时，外周血管床扩张使灌注流量增加，进而引起压降增加。当流量增加 3 倍时，压降增加到 $10 \times 3^2 = 90$ mmHg。这显然是不可能的，并且腿部外周阻力的减小无助于充分增加流量。

压降与狭窄处横截面积的平方成反比。对于 80% 的狭窄，$(A_0/A_s - 1)^2 = (1/0.2 - 1)^2 = 16$，

而对于90%的狭窄，这一项增加到81。因此，在压降方面，90%狭窄大约是80%狭窄的5倍，即从10 mmHg增加到50 mmHg。这种强烈的非线性效应提示，在狭窄逐渐变得严重的过程中，缺血的恶果会"突然"出现，通常为狭窄程度＞70%时。

由伯努利方程可知，高流速时压力较低（见第3章）。这意味着当流量和流速较高时，就像血管扩张时一样，狭窄部分的压力可能会降低。对于管壁有一定顺应性的狭窄来说，这种跨壁压的下降可能使管腔变得更为狭窄，从而使情况恶化。

1.流量储备

血管造影数据通常不能给出关于狭窄或缩窄功能方面的准确信息，因此研究人员提出了一些方法来获得功能方面的定量描述，其中一种是确定流量储备。绝对流量储备定义为血管最大化扩张期间的流量与控制期间的流量之比（Q_{max}/Q_c）。在图5.3中，狭窄远端的压力（P_d）被绘制成流量的函数，而近端（主动脉）压力被假定为常数。很明显，当外周扩张时，外周阻力从R_c降到R_d，流量增加。然而，在有严重狭窄时（图5.3中较低的曲线），流量增加受限，远端压力大大降低，当流量较大时，这种压力降低会更明显。在控制条件下，静息状态时，血流几乎不受狭窄的影响，因为外周血管扩张可补偿狭窄的"阻力"，即Q_c取决于狭窄的严重程度和微血管阻力。

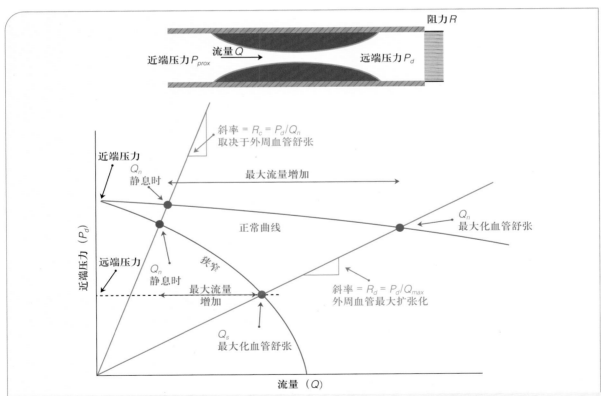

未狭窄动脉的比值$Q_{max,n}/Q_n$远大于狭窄时的比值$Q_{max,s}/Q_s$。在这幅图中，远端压力被绘制成流量的函数。当外周血管最大化扩张时，外周阻力从R_c降到R_d，流量增加，远端压力降低。远端压力的降低限制了血管扩张时的最大流量，从而减少了血流储备，因此，血流储备取决于狭窄的严重程度和微血管阻力。流量储备分数（fractional flow reserve，FFR）是有狭窄的最大流量与未受影响血管床的最大流量之比，即$Q_{max,s}/Q_{smax,n}$。FFR也取决于狭窄的严重程度和远端血管床可扩张的程度。FFR接近于血管扩张时远端压力与近端压力之比，即P_d/P_{prox}。狭窄处的压降与流经狭窄处的流量之间的非线性关系（$P_{prox}-P_d$）/Q仅取决于狭窄的严重程度。

图5.3　血流储备定义为血管最大化舒张时的流量与控制时的流量之比

在血管最大化舒张时，严重的狭窄极大地限制了最大流量（Q_{max}），但是外周阻力仍然起作用，因此，在存在狭窄的情况下，流量不是只由狭窄决定，而是受狭窄和微血管阻力双重影响。换句话说，血流储备（Q_{max}/Q_c）不仅仅由狭窄的严重程度决定。

2.流量储备分数

另一种评估狭窄严重程度的方法是流量储备分数，即 FFR，它是狭窄动脉灌注区域最大流量 $Q_{max,s}$ 与正常的、非狭窄区域的最大流量 $Q_{max,n}$ 的比率。因此，流量储备分数是指

$$FFR = [(P_d - P_v) / R_s] / [(P_{prox} - P_v) / R_n] \cong P_d / P_{prox} \cong P_d / P_{ao}$$

P_d 是血管最大化扩张时的远端压力，P_{prox} 是近端压力。假设狭窄区域的微血管床与正常区域的微血管床具有相同的阻力，$R_s = R_n$，并假设静脉压力或截距压力 P_v（见第18章）相对于 P_d 较小，由此可认为流量储备分数近似于 P_d/P_{ao} 的比率[5]。

尽管正常外周和狭窄远端外周可能没有相似的阻力，但流量储备分数依然似乎是一个有效的参数。流量储备分数的临界值为0.74，也就是当流量储备分数大于0.74时，狭窄不被认为具有功能上的重要意义。

对于节段式狭窄，狭窄的严重程度随其长度而变化，而对于多处狭窄，该方法更为复杂。Spaan等[6]回顾了流量储备的原则和局限性。

参考文献

扫码查看

第6章 阻力

章节概要

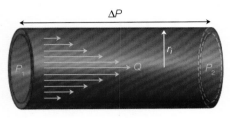

$$R = \Delta P/Q$$
$$= 8\eta l/\pi\, r_i^4$$

　　阻力是对压差和流经血管的流量之间关系的一种实用性定量描述。虽然通过泊肃叶定律可计算出单根形态均匀的血管阻力，但实际上，使用欧姆定律同样可以得出。换句话说，尽管阻力的大小取决于血管的几何形状和血液黏度，但通过平均压差和平均血流量可以直接计算，而不需要详细了解血管的几何信息。欧姆定律不仅适用于单根血管，也适用于多根血管的组合、器官的血管床及整个体循环或肺循环。阻力相加的机制如下所述。阻力通常是根据压差（$P_1 - P_2$）计算出来的，用ΔP表示。体循环中的静脉压通常远小于主动脉压，往往可以忽略不计。但在肺循环中并非如此。体循环和肺循环的血管阻力主要由小动脉的阻力决定。这意味着所有导管动脉的平均压力几乎相同。小动脉发挥着调节流向局部组织的阻力的作用。

一、概述

　　泊肃叶定律（见第2章）表明阻力取决于血管长度、血管直径和血液黏度。然而，即便是单根血管，也很难根据泊肃叶定律推导出压力与流量的关系。介于4次方定律，需要准确知道血管的直径。此外，血管应该是形状均匀的，尤其是小血管，不规律的血液黏性导致不能用单一数字来表示黏度。因此，根据泊肃叶定律准确计算血管阻力几乎是不可能的，但可以根据压力梯度和流量的比值来计算血管阻力，这也是一种实用的试验方法。因此，尽管我们能基于泊肃叶定律得出关于血管功能的几个重要结论，但实际上我们更多的是根据欧姆定律来计算血管阻力。

　　为了了解阻力在动脉丛中的地位，我们需要知道一些关于阻力的规则。

1.阻力的相加

　　两个串联阻力的总阻力等于两个阻力之和。此规则可按如下方式推导。两段串联阻力上的总压降是各阻力压降之和（$\Delta P_{total} = \Delta P_1 + \Delta P_2$），且这两段阻力的流量是相同的。因此，$\Delta P_{total} = Q \cdot R_1 + Q \cdot R_2 = Q \cdot (R_1 + R_2) = Q \cdot R_{total}$。阻力是相加的（$R_{total} = R_1 + R_2$），因此总阻力大于各个单独的阻力。

　　两个并联阻力以所谓的"倒数"方式相加（图6.1）。并联阻力的各部分压降（ΔP）相同，同时，两个分支流量加起来为总流量（Q_{total}），因此：

$$Q_{total} = Q_1 + Q_2 = \Delta P/R_1 + \Delta P/R_2 = \Delta P/(1/R_1 + 1/R_2) = \Delta P/R_{total}$$

并且我们还发现：

$$1/R_{total} = 1/R_1 + 1/R_2$$

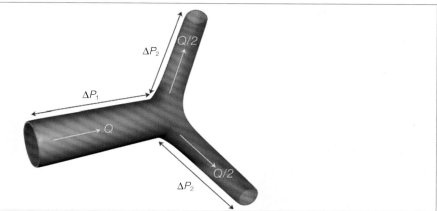

我们通过将两条并联的远端血管的阻力适当相加，然后再加上主血管的阻力，从而确定这个血管网的阻力。注意是从远端进行。

图 6.1　主血管分成两根子血管

更简单的方法是计算传导率（G），它是阻力的倒数（$G = 1/R$）。欧姆定律用传导率表示为 $Q = \Delta P \cdot G$。并联时传导率可以直接相加：$G_{total} = G_1 + G_2$。

因此，两个相等的并联阻力加起来的总阻力是每个阻力的一半。10根相同且并联的小动脉的总阻力等于单根小动脉阻力的1/10。

2.阻力主要位于微动脉的物理学原理

我们首先利用泊肃叶定律比较主动脉和微动脉的阻力。假设主动脉半径为15 mm，长度（任意）为50 cm，而微动脉半径为7.5 μm，长度为1 mm，则我们可以估计两者的阻力比。它们的半径比为2000，长度比为500，因此阻力比为$(2000)^4/500$，即 $\sim 3 \times 10^{10}$。因此，单根微动脉的阻力是50 cm长的主动脉的3×10^{10}倍。

然而，只有一根主动脉和大约3×10^8根微动脉，由于这些微动脉都（间接地）从主动脉发出，我们可以认为它们是并联的。因此，微动脉总阻力约为主动脉阻力的$3 \times 10^{10}/(3 \times 10^8) \approx 100$倍。

因此，主动脉压降约为全身动脉系统总压降的1%，约为100 mmHg。事实上，人在仰卧位时足背动脉的平均压只比升主动脉的平均压低几毫米汞柱。

3.毛细血管和静脉的阻力

毛细血管的直径与微动脉的直径处于相同的数量级，但数量更多（每根微动脉有4～5根毛细血管），因此阻力小4～5倍。最近发现，位于微血管内皮细胞表面的多糖包被结构不仅可以防止水肿，还可以减小毛细血管的有效直径，从而增加毛细血管的阻力[1]。不过，毛细血管阻力对总血管阻力的贡献几乎可以忽略不计。

小静脉和静脉的直径比伴行动脉大，通常表现为两条静脉对应一条动脉。因此，体循环中总静脉的血管阻力约为总血管阻力的1/20。

所以，总血管阻力主要位于小动脉和微动脉，通常被称为外周阻力（R_P）。

4.血管阻力的计算

体循环的总血管阻力计算如下。当平均主动脉压约为105 mmHg，中心静脉压约为5 mmHg时，压差为100 mmHg。当心输出量为6 L/min，即100 mL/s时，总阻力为100/100 = 1 mmHg·s/mL，单位为(mmHg·s)/mL，称为外周阻力单位（PRU）。在临床上通常使用物理单位dyn·s/cm⁵或Pa·s/m³表示阻力。从附录7我们可以看出，下列公式成立：7.5×10^{-9} mmHg·s/mL = 10^{-5} dyn·s/cm⁵ = 1 Pa·s/m³，或者是1 mmHg·s/mL = 1.3×10^3 dyn·s/cm⁵ = 1.3×10^8 Pa·s/m³。

对于体循环，静脉压常会被省略且不会引起较大误差。然而，在平均肺动脉压约为20 mmHg，肺静脉压为5 mmHg的肺循环中，减去静脉压是必要的。因此，肺阻力为(20 − 5)/100 = 0.15 mmHg·s/mL，约为体循环阻力的15%。

二、生理学和临床意义

小动脉和微动脉主要决定外周阻力。血管阻力可以由微动脉来调节，因为微动脉是肌性动脉，根据泊肃叶定律，血管直径发生很小的变化也会引起血管阻力发生较大的改变。血管的直径增大10%相当于血管阻力增大1.1^4倍或大约50%。

主动脉和导管动脉的阻力很低，从心脏到小的外周动脉的平均压力几乎没有下降，压力变化只有几毫米汞柱。这意味着人体处于仰卧位时，所有导管动脉的平均血压实际上是相同的，因此可以测定任何导管动脉的平均血压。这也意味着导管动脉可被看作外周阻力自我调节的储备库，以满足血液流向组织的需求（图6.2）。

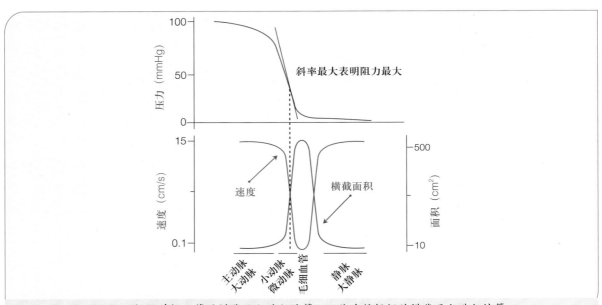

阻力必须根据单根血管的横截面积进行计算，不能直接根据总横截面积进行计算。

图 6.2 体循环中的血压、血流速和横截面积分布
（Adapted from ref.[2]，used by permission）

当灌注流量很高时，例如，在运动期间，大动脉可能会引起相当大的血压变化。然而，随着血流量的增加，导管动脉通过"血流介导的血管扩张"，以降低其阻力。当血管扩张7%时，阻力降低30%以上。

血管平滑肌张力由神经和内分泌系统及自身调节机制进行调节，自身调节基于代谢、肌源性和内皮机制。在血压上升期间，微动脉阻力增加，从而保持毛细血管压力恒定，以维持组织液平衡，即Starling平衡。

毛细血管总横截面积是最大的。将总横截面积应用于泊肃叶定律是不正确的。应先用单根血管的面积（半径）来计算阻力，然后根据解剖结构的实际情况进行串联和并联计算血管阻力。毛细血管的血流速最低，有充足的时间与组织进行交换。

动静脉瘘所导致的低血管阻力

可能存在几种动静脉瘘，如开放的动脉导管和用于透析的桡动脉和静脉之间形成的瘘，例如，桡动脉和静脉所形成的分流导致低血管阻力与下臂的血管阻力相平行。然而，分流并不总是导致手部缺血（如盗血综合征），原因如下。主动脉的平均血压是100 mmHg，而桡动脉的平均血压通常要低3 mmHg，也就是97 mmHg。静脉压约为5 mmHg，腔静脉压约为2 mmHg。导管动脉和静脉的血管阻力低，加上更大的分流量，将使动脉压显著降低，假设只有10 mmHg，而静脉压则增加同样多的量。手部的驱动血压为87 – 15 = 72 mmHg，这足以避免缺血。然而，瘘管会降低全身总外周阻力，增加心输出量，从而影响心功能。

我们可以定性地认为：导管动脉系统和静脉系统可被视为循环系统的压力库。

参考文献

扫码查看

第7章　惯性

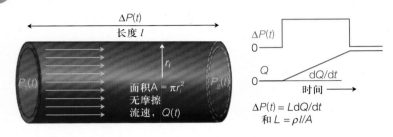

$$\Delta P(t) = L\,dQ/dt$$
$$和 \quad L = \rho l/A$$

　　惯性将压降与流动的加速度联系起来。该图表明，当血液受到的压力差增加时，速度会发生变化。假设没有摩擦，压降$[\Delta P(t) = P_1(t) - P_2(t)]$和血流变化率（$dQ/dt$）之间的关系取决于血液的密度（$\rho$）、横向面积（$A$）和血管的长度（$l$）。我们称这种组合效应为惯性，$L = \rho l/A$。惯性在大血管中起主导作用，黏性阻力小，搏动性大。惯性和泊肃叶阻力构成了振荡流理论的基础。惯性和顺应性共同决定了血管的波速和阻抗特性（见附录4）。

一、概述

　　血液随着每次心跳加速和减速，血液质量也起作用。质量是密度与体积的乘积，而体积取决于血管或心脏的几何形状。血液密度是一种物质特性，约为1.06 g/cm^3。在血流动力学中，我们计算有效质量并称之为惯性。惯性将振荡压降与血流变化速率联系起来。

　　我们可以利用牛顿相关力定律，根据力（F）、质量（m）速度变化率（dv/dt）来推导出惯性，即加速度a：

$$F = m \cdot a = m \cdot dv/dt$$

　　对于血管，净力$F(t) = [P_1(t) - P_2(t)] \cdot A = \Delta P \cdot A$，$A$为管腔的横截面积。节段中的质量等于血液密度$\rho$与体积（长度乘以面积）的乘积，即$\rho(lA)$。加速度是速度随时间变化的速率，即$dv/dt$。就体积流量而言，是$(1/A)dv/dt$。用牛顿方程，我们就可以给出：

$$\Delta P(t) \cdot A = \rho \cdot l \cdot A \cdot (1/A) \cdot dQ/dt = \rho \cdot l.$$

　　［译者注：原书公式疑似不完整，正确公式为$\Delta P(t) \cdot A = \rho \cdot l \cdot A \cdot (1/A) \cdot dQ/dt = \rho \cdot l \cdot dQ/dt$］

　　和

$$\Delta P(t) = (\rho \cdot l/A) \cdot (dQ/dt) = L \cdot dQ/dt$$

　　其中$L = \rho \cdot l/A$称为惯性。我们还记得，阻力与r_i^4呈负相关（见第2章），而惯性与r_i^2呈正相关，因此，在大血管中，惯性比阻力起更大的作用，而在非常小的动脉和微动脉中，阻力起着更大的作用。

　　惯性与血管节段的顺应性相结合，决定了阻抗特性和波速（见第20章和附录3）。

串并联惯性的加法

　　并联和串联容器的惯性增加的主要规则是电阻的增加（见第6章）。

二、生理学和临床意义

惯性是由血管的横截面积和长度及血液密度决定的。即使在病理条件下，血液密度的变化也很小，因此，惯性率主要是一个确定的几何参数。

例如，通过同时测量左心室压和主动脉压可以看到惯性的影响（图7.1）。在射血期间，主动脉血流首先加速（早期射血），然后减速。当血液加速时，左心室压高于主动脉压。当血液减速时，压差就会逆转，就像在射血晚期一样。可以看出，压差和流动时间导数在收缩期几乎成正比，这表明了惯性的影响。

惯性与反射的结合（见第21章）可导致血流逆转，即在心动周期的部分时间内出现负流（图7.2），因此，这种负流是生理上的，当然，平均流量总是朝着外周的方向。

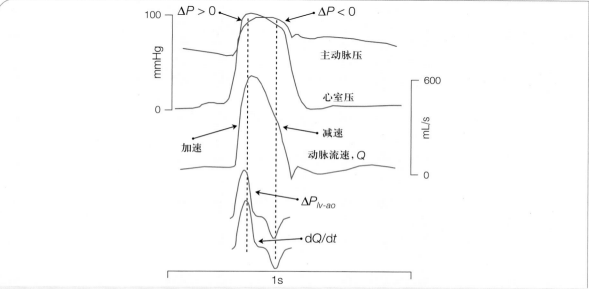

在收缩期早期，当左心室压高于主动脉压时，血液加速，即血流增加；在收缩期后期，主动脉压高于心室压，血液仍在向前流动，但速度下降（减速）。

图 7.1　惯性率在血液的加速和减速中起着重要作用
（Adapted from ref. [1]，used by permission）

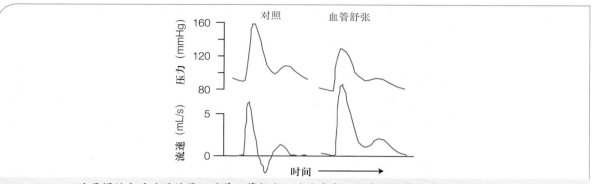

这是惯性和反流的结果。随着血管舒张，反流减少，流速逆转消失（如股动脉）。

图 7.2　在心动周期的某一阶段，流速可能逆转或消失
（Adapted from ref. [2]，used by permission）

另一个例子（图7.3）是通过二尖瓣的心室舒张期充盈。由于惯性，当左心室压高于左心房压时，流量持续存在。

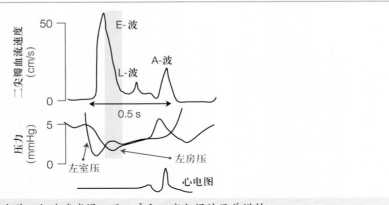

血流仍然向前，但速度减慢，而心房和心室之间的压差逆转。

图 7.3 在舒张期充盈中，心室惯性起到了一定的作用
（Adapted from ref. [3], used by permission）

参考文献

扫码查看

第8章　振荡流理论

章节概要

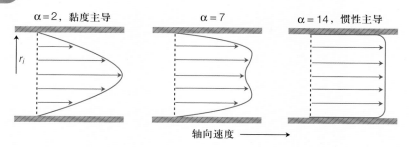

在硬管中，振荡流体速度按层流正弦分布。流速由正弦的、振荡的压力梯度驱动。速度剖面在正弦循环中变化，这里只描述了最大正向流速的剖面。速度剖面取决于沃默斯利参数 α，$\alpha^2 = r_i^2\omega\rho/\eta$，其中 r 为半径，ω 为圆频率（$2\pi f$，f 为频率），ρ 为血液密度，η 为血液黏度。沃默斯利参数 α 表示惯性效应相对于黏性（摩擦）效应的相对重要性。当沃默斯利参数比较小时（$\alpha<3$、低频、小半径），黏性效应占主导地位，速度剖面为抛物线，类似于泊肃叶定律（左图）。当沃默斯利参数为中等范围时，速度分布变得平坦，最大速度不在管的中心出现（中间图）。当沃默斯利参数较大时，如 $\alpha>10$，即高频和（或）半径较大，速度剖面变得平坦，因为此时惯性效应占主导地位，该理论基于压力和流动速度的正弦振荡，这意味着将该理论应用于血流动力学需要傅里叶分析（见附录1）。从综合模型的工作中，我们得出结论，振荡流理论仅在使用串联惯性阻力的情况下给出了小的修正（见附录3），然而，在血管壁切应力的计算和局部流速剖面的计算和测量中，这个理论是非常重要的。

一、概述

仅考虑内摩擦力（阻力、泊肃叶定律）损失的稳定流动的压力-流量关系，以及仅考虑血液质量（惯性）的振荡或脉动压力和流量之间的关系，都是对现实的简化。振荡、正弦、压力下降和血管流量之间的关系可以根据纳维-斯托克斯方程推导出来。

这些假设在很大程度上类似泊肃叶定律的推导：假设血管均匀且直、壁硬、符合牛顿黏性定律等。其依然是层流，但是是振荡的，时间不恒定时，运动的剖面不再是抛物线。该理论基于正弦压力-流量关系，因此称为振荡流理论。

流动剖面取决于圆频率（ω），$\omega = 2\pi f$，f 为频率，血管半径（r_i）、血液黏度（η）、密度（ρ），这些变量被放在一个单一的无量纲（没有单位）参数中，称为沃默斯利参数 α[1]：

$$\alpha^2 = r_i^2\omega\rho/\eta$$

如果局部压力梯度 $\Delta P/l$ 是振幅为 A^* 且圆频率为 ω 的正弦波，则相应的速度剖面公式为[1]：

$$v(r,t) = \text{Real}\left[(A^*/i\omega\rho)\cdot\{1 - J_0(\alpha\cdot y\cdot i^{3/2})/J_0(\alpha\cdot i^{3/2})\}\cdot e^{i\omega t}\right]$$

其中 y 为相对径向位置，$y = r/r_i$，$i = \sqrt{-1}$。

流量公式可以表述为：

$$Q(t) = \text{Real}\left[(\pi r_i^2 A^*/i\omega\rho)\cdot\{1 - 2J_1(\alpha\cdot i^{3/2})/\alpha\cdot i^{3/2}J_0(\alpha\cdot i^{3/2})\}\cdot e^{i\omega t}\right]$$

其中$i = \sqrt{-1}$，J_0和J_1分别是0阶和1阶贝塞尔函数。Real表示取实部。

由于心脏不产生单一正弦波，而是产生一系列正弦波（见附录1），因此通过添加各种谐波的速度剖面，可以发现体内的流量剖面，并且非常复杂。如上所述，压降和流量之间的关系是所谓的容器段纵向阻抗（见附录3）。实验表明，该理论是准确的。

根据振荡流理论，沃默斯利预测，当$\alpha > 0.5$时，两个相等的子容器和母容器的面积比应在1.33和1.15之间，以使局部波反射最小化（见第21章）。对于较大的α，即$\alpha > 10$，其中惯性主导黏性效应，该面积比为1.15，而默里定律预测面积比为1.25（见第2章）。

二、生理学和临床意义

当α很小时，沃默斯利的振荡流理论[1]可以简化为泊肃叶定律。由于外周血管半径和振荡都比较小，因此，对于外周血管，我们可以用泊肃叶定律描述压力–流量关系。对于$\alpha > 10$的大动脉，摩擦力不起重要作用，压力 – 流量关系可以仅用惯性来描述。对于α介于两者之间，电阻加电感的组合近似振荡压力–流量关系（见附录3）。

整个动脉系统的模型表明，即使在中等大小的动脉中，振荡对速度分布的影响也不大。导致动脉树中压力和流量波形的主要因素是血管的分支性、不均匀性和弯曲性等。因此，对于整体血流动力学，即波传播、输入阻抗、弹性腔模型等，动脉段的纵向阻抗（见附录3）可以用足够精确的方式描述，即仅在主动脉和大动脉中的惯性、与中型血管中的阻力串联的惯性及仅在外周动脉中的阻力。一段动脉的纵向阻抗可以被足够准确地描述：仅在主动脉和大动脉为惯性，在中型血管中有惯性和阻力共同作用，在外周动脉仅有阻力。

然而，当研究局部现象时，振荡流理论是很重要的，例如，详细的流动剖面和计算血管壁剪切应力需要使用振荡流理论。

在非定常振荡流问题中还有另一个重要的无量纲参数：施特鲁哈尔数。施特鲁哈尔数可以写成$St = \omega D/v$，其中D是直径，ω是圆频率，即$2\pi f$，其中f是频率且以每秒循环数表示，v是速度。它代表了由振荡流引起的惯性力与由对流加速度引起的惯性力之比。可以看出，施特鲁哈尔数与雷诺数（见第4章）和沃默斯利参数α的平方相关：

$$St\cdot Re = (\omega D/v)\cdot(\rho vD/\eta) = D^2\omega\rho/\eta = 4\alpha^2$$

施特鲁哈尔数过去曾被用于动脉血流的实验研究，如心脏（二尖瓣）远端涡流现象。然而，人们普遍认为，表达振荡流惯性效应相对重要性的最相关参数是沃默斯利参数α。

在超声多普勒速度和其他流量测量技术出现之前，人们曾试图通过测量主动脉中相隔几厘米的两处压力来得出血流波形和心输出量。获得压降和主动脉直径可通过振荡流理论计算其流量。

参考文献

扫码查看

第9章 拉普拉斯定律

章节概要

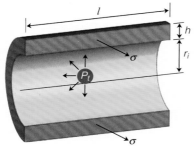 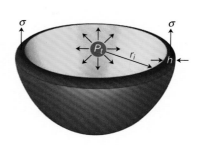

壁应力 $\sigma = P_t \cdot r_i / h$ 壁应力 $\sigma = P_t \cdot r_i / (2h)$

　　拉普拉斯定律将跨壁压 P_t 与壁应力 σ 联系起来。在（圆柱形）血管和（球形）心脏模型中，压力与周壁应力之间存在简单的关系。该定律仅给出了壁面上的平均应力，因此无法推导出壁面上的应力如何变化。这个定律只适用于简单的几何图形。通常 P_t 可近似器官内的压力。

一、概述

　　拉普拉斯定律适用于半径为 r 的肥皂泡，在一个薄壁的球体中可得出跨壁压力（P_t）和壁张力（T_s）之间的关系：$T_s = P_t \cdot r$，通过该定律可用来计算肺泡内的张力。这种张力与表面张力直接相关，其单位为N/m。在血流动力学中，拉普拉斯定律最常被用于得出壁厚为 h 的器官的跨壁压力和壁应力之间的关系。我们在这里使用柯西应力公式，它被定义为作用在一个表面上的法向（垂直）力除以其变形结构处的表面面积。应力的单位为N/m²（参见概要框附图）。

　　对于作为血管模型的圆柱体，跨壁压力推动两半分开的力等于压力乘以面积（概要框附图，左图），因此该力为 $2P_t \cdot l \cdot r_i$。这两部分通过只作用于壁的应力 σ 保持在一起，因此该力为 $2\sigma \cdot h \cdot l$。这两种力处于平衡状态，因此 $2P_t \cdot l \cdot r_i = 2\sigma \cdot h \cdot l$，最终得到 $\sigma = P_t \cdot r_i / h$。更准确地讲这种形式的拉普拉斯定律被称为拉梅方程。对于球状体，也有类似的推导，结果是 $\sigma = P_t \cdot r_i / 2h$。

　　我们可以看到，跨壁压力和壁应力与半径和壁厚之比（r_i / h）有关。

1.拉普拉斯定律的适用性

　　拉普拉斯定律适用于圆柱形或球形，无论材料是线性的还是非线性的，壁是薄的还是厚的。拉普拉斯定律的唯一限制是它产生了平均的壁应力，因此不能提供关于整个壁的应力分布的信息。对于假设为线弹性（胡克型）材料的圆柱形，圆周应力或环向应力跨壁厚的分布可近似为：

$$\sigma(r) = P_t r_i^2 \cdot (1 + r_o^2 / r^2) / (r_o^2 - r_i^2)$$

　　其中，r_i 和 r_o 分别是内半径和外半径，r 是壁内计算局部应力的位置。

　　有大量的文献，特别在厚壁心脏的研究中，其（局部）壁应力或肌纤维应力与不同复杂几何形状的压力有关（信息见参考文献[1]）。

Hefner[2]扩展了左心室的拉普拉斯定律，表明赤道壁力（F）为$P \cdot A_e$，其中A_e为赤道腔横截面积，P为管腔压力。壁应力σ可由F/A_w得出，A_w为肌环的赤道横截面积。因此$\sigma = P \cdot A_e / A_w$。

Mirsky和Rankin[3]提出了一种常用的中壁应力估计方法。对于椭球形心脏结构，中壁应力为：

$$\sigma/P_t = \sigma/P_{lv} \cdot (D/2h) \cdot \{1-h/[(D-D^2) \cdot 2l^2]\}$$

D和l为心室中壁直径和中壁长轴（概要框附图）。在假设外部压力（如胸腔压力）可以忽略不计的情况下，跨壁压力P_t通常被管腔压力P_{lv}所取代。Arts等[4]推导了纤维应力σ_f和心室压力P_{lv}之间简单而实用的关系，该关系如下：

$$P_{lv}/\sigma_f = 1/3\ln(1+V_\omega/V_{lv})$$

其中，V_{lv}和V_w分别为心室腔和心室壁体积，ln表示自然对数。这个方程可用于心动周期的所有时刻，因此可以计算舒张期和收缩期（包括射血期）的纤维应力。

关于壁力或应力与心室压力之间的许多其他关系已经被报道，但由于仍然无法做到对壁力进行测量，因此很难确定哪种关系是最好的。

拉普拉斯定律适用于简单的几何物体，也适用于非线性材料，如类似于球体或圆柱体的简单形状，还适用于处于舒张期和收缩期的心室壁，以及血管壁。拉普拉斯定律也可用于收缩的心脏，肌肉收缩导致心脏壁上产生的压力不断上升。

2.与杨氏模量的关系

假设动脉壁相对较薄（$h \ll r_i$）且不可压缩，可以利用拉普拉斯定律推导出增量弹性模量的表达式（见第10章和第11章）：

$$E_{inc} = (r_i^2/h)\Delta P_t/\Delta r_i$$

其中，Δr_i和ΔP_t为内半径和跨壁压力的变化。

如果不能认定肌动脉壁很薄，像肌肉动脉中常见的情况那样，那么杨氏模量最好通过以下表达式[5]测量压力和半径：

$$E_{inc} = 3r_i^2 \cdot r_o \cdot (\Delta P_t/2\Delta r_o)/(r_o^2-r_i^2)$$

二、生理学和临床意义

拉普拉斯定律虽然很基础，只涉及简单的几何形状，但有助于理解心脏和血管功能，因此，该定律在概念上极其重要，例如，r_i/h比值是壁应力的主要决定因素。左心室顶端的曲率半径小于基部，壁厚（h）也小于基部。换句话说，顶端和基部的r_i/h比值是相同的，导致在壁的这些位置产生相似的壁应力。高血压患者的心肌细胞通过平行构建更多的收缩蛋白来增加厚度，导致向心性肥厚。较厚但相似的管腔，其r_i/h降低，导致收缩壁应力恢复到可能正常的水平，尽管收缩压较高（图9.1）。高血压患者大动脉肥大和较厚的壁会减少壁应力。

当心脏在疾病中扩张时，壁厚通常没有太大的变化，半径的增加会导致壁应力的增加，从而减少肌肉的缩短和增加肌肉的能量需求。较高的肌肉压力导致更高的需氧量（见第1章），过高的氧气供应也增加了心肌扩张的有害影响。细胞中的压力是如何被感知的，这在很大程度上依旧未知。

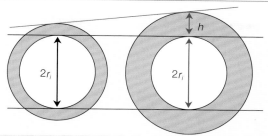

图 9.1　在向心性肥厚中，当心肌代偿时，心室压（P）和壁厚（h）都以大致相同的比例增加，
因此 Pr_i/h 相同，壁应力仍然保持不变（见本章）

参考文献

扫码查看

第10章 弹性

章节概要

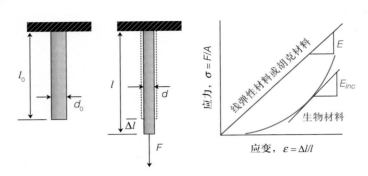

　　杨氏模量是一个材料常数。受力的材料将会变长。每个横截面积承受的力即为应力，$\sigma = F/A$，$A = \frac{1}{4} \cdot \pi d_0^2$，相对长度变化，即应变 $\varepsilon = \Delta l/l_0$。上图右侧展示了弹性材料的应力−应变关系。如果应力−应变关系是线性的，则材料遵循胡克定律，直线的斜率称为杨氏模量。生物组织的应力−应变关系是曲线关系，局部斜率表示增量弹性模量，该弹性模量与应变（或应力）有关。杨氏模量是一种刚度表征。

一、概述

　　当力 F 作用在横截面积为 A（$\frac{1}{4} \cdot \pi d^2$），初长度为 l_0 的物体上时，长度将增加 Δl（概要框附图，左侧）。对于横截面积较大的物体，相同的力会引起较小的长度变化。同时，当物体的起始长度 l_0 越长，相同的力就会引起越大的长度变化。考虑到材料的独特表征和大小，我们按面积将作用力进行标准化，得到了拉格朗日应力，$\sigma = F/A$。同样地，结合初始长度（l_0），将长度的变化进行标准化，计算应力，$\varepsilon = \Delta l/l_0$。

　　应力和应变之间的关系参考概要框中右侧坐标图。当二者的关系是直线时，适用于胡克定律，满足胡克定律的材料被称为线性或胡克型（Hookean）材料。

　　概要框中附图显示的斜率被称为杨氏模量，$E = \sigma/\varepsilon$。杨氏模量反映的是材料本身的属性，是衡量材料的刚度，而不是弹性。杨氏模量的单位是单位面积承受的力，因此应力和压力的单位相同，如 $N/m^2 = Pa$ 或 mmHg。

　　当物体被拉长时，物体会变薄。横向应变，即 $\varepsilon_t = \Delta d/d_0 = (d - d_0)/d_0$。横向应变与纵向应变的比值 $\varepsilon_t/\varepsilon$ 被称为泊松比。当物体被拉伸时，物品的体积保持不变，正如大多数生物组织的特性一样，泊松比为0.5。

　　生物材料几乎表现出与应变轴呈凸形的应力−应变关系（图10.1）。这种曲线关系意味着材料的特点不能用单一的杨氏模量衡量。解决方案是引入一个增量弹性模量（E_{inc}），其定义为应力−应变关系的局部斜率。对于生物组织，增量弹性模量随着应变的增大而增加，例如，随着应力和应变的增加，生物材料变得更加僵硬。

对于应力和应变的水平轴和垂直轴的选择，目前还没有统一的标准，因此当二者的斜率关系确定时往往引起混淆。值得注意的是，在生物组织中，二者与应变的水平轴呈现出凸形的应力-应变关系，例如，其有限的应变可以防止过度拉伸和损伤。

1.黏弹性

黏弹性（图10.2，图10.3）意味着一种材料不仅具有弹性，而且具有黏性（类流体）特性[1]。黏弹性可通过不同的方式进行可视化和量化。如果要将黏弹性材料快速拉伸到新的长度，与纯弹性材料相比，相同的拉伸程度最初需要一个更大的力。随着时间的推移，黏性对应力的影响逐渐减小，这被称为应力松弛。相反，随着应力的突然增加，应变（拉伸）被延迟。延迟的拉伸被称为蠕变。

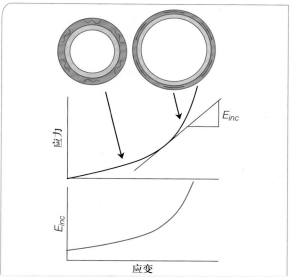

局部斜率代表增量弹性模量（E_{inc}）随着应变（或应力）的增加而增加，这主要是胶原分子展开的结果。

图 10.1　生物组织表现出与应变轴呈凸形的应力-应变关系

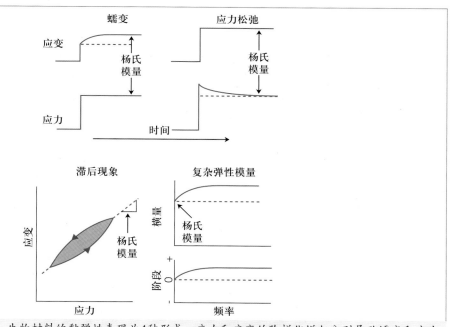

根据干预措施和测量结果，生物材料的黏弹性表现为4种形式。应力和应变的阶梯化增加分别导致蠕变和应力松弛。应力和应变的反复增加和减少会导致迟滞回线，该回线内的面积等于能量损失（红色区域）。应用正弦力和测量应变可以在频域内确定复杂的杨氏模量。绿虚线代表纯弹性材料。黏弹性在压力-直径和压力-容积关系中也以类似的方式出现。

图 10.2　生物材料黏弹性的应力、应变表现形式

当应力和应变的关系表现为脉动时，如在体内，应变总是滞后于应力。绘制应变与应力的关系图会产生迟滞回线。环内的面积代表由于材料的黏度而损失的能量。当施加正弦力或压力时，应力和应变之间的振幅比和相位差描述了复合弹性模量。复合弹性模量取决于振荡的频率。当施加的应力或应变非常缓慢时，黏性方面不会变得明显，材料表现为纯弹性。

2.黏弹性模型

已经提出了几种模型来描述生物组织的黏弹性特性（图10.4）。这些模型的不足是它们没有描述黏弹性的所有方面。其中一个例子是麦克斯韦模型，将弹簧和缓冲罐或阻尼器串联放置。在恒定应力下，该模型预测长度会持续、无限增加，这在生物组织中显然是不可能

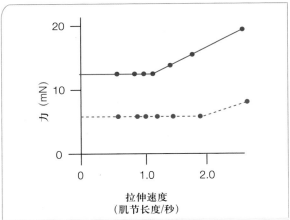

当拉伸速度超过每秒一个肌节长度时，由于弹性力/长度曲线关系，额外的力将超过该力，这种效应在长度较长时更为明显。

图 10.3　心肌的黏弹性在充盈过程中需要额外的压力
（Adapted from ref. [2]，used by permission）

的。在麦克斯韦模型的基础上增加另一个弹簧，可以得到开尔文的黏弹性模型，这是血管壁最简单而又真实的黏弹性模型。

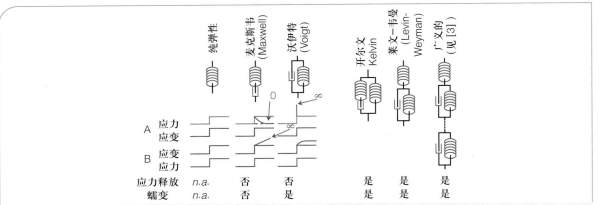

实验A提示应变的阶梯性变化（蓝线）会导致应力反应（绿线）。实验B提示应力的阶梯性变化（绿线）将引起应变的改变（蓝线）。纯弹性材料可以用弹簧、应力和应变相互作用来描述。最简单的双元模型（左半部分）对生物材料属性描述欠佳，它们要么显示（红线）应力松弛到0，应变在应力的阶梯性变化是无限的（麦克斯韦），要么显示对阶梯性应变的无限的应力改变。三元模型（开尔文和莱文–韦曼）是等价的，并且在定性方面显得十分充分。为了更详细地定量描述黏弹性，通常需要更多的元素（见附录3）。

图 10.4　采用弹簧和减震器（阻尼器）形式设计的黏弹性材料模型

3.生理负荷下的残余应力和应力分布

当移除所有负荷（压力和纵向张力）时，血管组织并非处于零应力状态，心脏组织也是如此。当没有施加外部负荷时，组织中仍然存在的应力被称为残余应力。

为了说明在去除所有负荷后动脉中存在残余应力的经典实验是切除一个动脉环并将其纵向切割（图10.5）。动脉环被打开呈圆弧形，见图10.5右侧。结构的变化意味着在切割之前，血管壁

内存在应力。进一步切割似乎不会释放更多的应力，因此我们假设第一次切割后打开的结构是无应力结构。这种无应力状态或零应力状态可以用张开角φ来表示，这是两端和内弧长度中点形成的角。

当人们想要计算动脉壁内局部应力时，零应力状态的知识至关重要。这是因为只能参照零应力状态来计算应变。当使用拉普拉斯定律计算壁内的平均周向应力时，不需要了解零应力状态的知识。残余应力在生理负荷下维持动脉壁上均匀应力分布方面起着重要作用。参考图10.5，可以将应力分布可视化，图左侧显示了动脉的横截面，其中零应力状态是一个圆环（顶部）。这意味着在$P = 0$时没有残余应力（中间）。然而，在生理跨壁压力水平（$P = 100$ mmHg）下，显著的应力在血管壁的最内层（底部）形成明显的应力峰值。血管内壁中较高的应力集中是这些结构在压力引起膨胀过程中产生更大拉伸的直接结果。图右侧显示一条动脉，零应力状态的特征是开放结构（图10.5顶部）。零应力状态表示在没有负荷的情况下，闭环结构（图10.5中部）存在残余应力。残余应力在内壁被称为压缩应力，在外壁被称为拉伸应力。在膨胀过程中，血管壁的内层比外层拉伸得更明显。然而，由于在膨胀初期，$P = 0$，内壁处于压缩状态，而外壁已经处于某种伸展状态，在生理压力水平上，内、外壁层的伸展程度是相同的，因此，应力分布在血管壁（图10.5底部）上是均匀的。

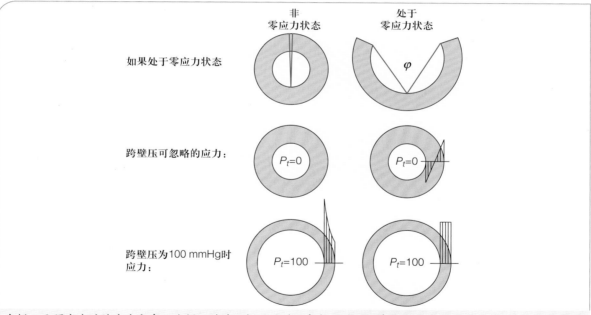

左侧：无预应力时的应力分布。右侧：动脉环切开后（顶部）。该环现在处于无应力或零应力状态。其特点用张开角φ表示。零负荷下血管壁内的预应力（$P_t = 0$）见中间图。工作压力下的应力分布见底部图。

图 10.5　在工作压力下，零应力状态对血管壁面应力分布的影响

二、生理学和临床意义

弹性在血液循环中起着重要的作用。所有的血管都是有弹性的，其弹性模量相差不大。在100 mmHg压力下，正常人动脉弹性模量大约为5×10^6 dyn/cm^{2}或500 kPa。当1 kPa = 7.5 mmHg时，弹性模量为3750 mmHg。舒张期心脏组织在充盈压为5 mmHg时的增量弹性模量约为4×

10^5 dyn/cm^{2}或40 kPa。在收缩期，这些数值大约是原来的20倍或更多。因此，收缩期的心肌比舒张期的心肌要硬得多。

1.心血管组织的弹性

血管组织主要由弹性蛋白、血管平滑肌和胶原蛋白组成。弹性蛋白纤维具有高度的延展性，即使在巨大变形时，其杨氏模量也几乎保持不变。另外，胶原纤维非常坚硬，胶原蛋白的弹性约为弹性蛋白的1000倍。在较低的应变下，胶原纤维呈波浪状，不承受任何负荷，弹性蛋白和平滑肌主要决定血管壁的弹性，在较大的应变下，胶原蛋白的波形程度降低，胶原蛋白开始承受更多的负荷，导致血管壁越来越硬，即较大的E_{inc}（图10.1），心脏组织特性也是如此。

应力和应变之间的曲线关系可用几种方法来描述。由Fung最初提的方程通过两个参数来描述二者的关系[3]。该模型给出了精确的应力–应变关系的拟合：

$$\sigma = a \cdot [e^{b(\varepsilon - 1)} - 1]$$

应力和应变之间的非线性关系容易混淆，高血压就是一个例子，当在工作点（单个患者的工作平均压力）推导血管弹性特性时，发现高血压患者的血管与正常受试者相比具有更高的增量弹性模量。然而，高血压患者血管僵硬程度的显著增加主要是血压升高引起的（见第27章）。因此，可以通过绘制应力–应变图，或者在相似的应变或应力下比较弹性模量增量，得出其血管特性是否发生变化的结论。动脉导管的弹性是其温克塞尔功能的基础（见第24章）。

2.杨氏模量的测定

没有灌注的孤立组织在实际应用中一般是不可获得的，因此不能直接测量杨氏模量。然而对于心脏和血管等中空器官，压力–容积关系，或者对于血管压力–直径关系是可以测定的，因此，可通过拉普拉斯定律和几何计算获得杨氏模量（见第9章和第11章）

参考文献

扫码查看

第11章 顺应性

章节概要

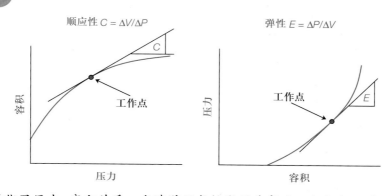

顺应性 $C = \Delta V / \Delta P$ 弹性 $E = \Delta P / \Delta V$

顺应性量化了压力–容积关系。当跨壁压或扩张压升高时，容积也可增加（左图，常用于动脉研究）。若容积增加则压力升高（右图，常用于心脏研究）。因此，压力–容积关系可用两种方式显示，每种方式都有不同的轴选择。对于生物器官来说，通常压力–容积关系并不是直线，而是凸向容积轴的曲线，说明顺应性（C）和弹性（E）都取决于压力或容量（见第10章）。所选定"工作点"的压力–容积关系的斜率即分别为顺应性（$C = \Delta V / \Delta P$）及弹性（$E = \Delta P / \Delta V$）。弹性和顺应性互为倒数：$E = 1/C$。当要比较不同大小的器官时，我们可以将 E 和 C 的容积标准化。这些标准化可被描述为扩张性，$C/V = \Delta V/(\Delta P \cdot V)$，以及体积模量（bulk modulus）或体积弹性（volume elasticity），$E \cdot V = V \cdot \Delta P / \Delta V$。体积模量可对应压力应变或彼得森模量（Peterson modulus）（E_p）。当测量横截面积时，就像在血管中常做的那样，我们得出面积顺应性（area compliance）和面积扩张性（volume compliance），其中管腔面积（A）代替容积（V）。当测量直径或半径时，这些关系分别称为直径顺应性和半径顺应性。顺应性与弹性的求和规则也在本部分讨论。顺应性与弹性不是材料参数，而是结构参数，它们可从材料特性（如弹性模量）和几何学（如直径、室壁厚度等）中推导出来。

一、概述

压力–容积（或直径和半径）关系（概要框附图）的优点在于其可在体内被测量。需要强调的是压力–容积关系并不旨在描述器官的材质，而是将器官看成一个整体并进行研究，其中包括器官的结构。

假如压力–容积关系是一条穿过原点的直线，我们即可通过该直线的斜率、顺应性和弹性这些单一的数量标准将该器官的特性描述清楚。然而，压力–容积关系从来不是一条直线。在压力–容积曲线上选定一个工作点（working point），该点范围的曲线近似直线，因此我们可应用通过该点的切线。我们将该工作点的顺应性定义为 $C = \Delta V / \Delta P$。弹性是顺应性的倒数，即 $E = \Delta P / \Delta V$。当然，这些局部的斜率取决于选定（心室的）压力或容积。因此，在比较顺应性或弹性数据时，应说明所选择的工作点，即明确顺应性或弹性为何处的压力数据，例如，当心脏处于舒张期且弹性增加时，其增加可能是由于充盈压较高而心脏结构正常，或是由于充盈压正常而心脏及心室壁肥厚（图11.1）。

　　压力-容积关系的曲率实际上就是杨氏模量随拉伸而增加的结果，因此，C随着容积的减少而减小，同时E增加。

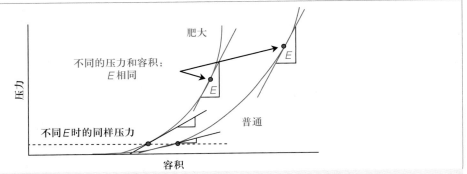

如果只报告类似的弹性值，而没有关于压力或体积的进一步信息，是无法确定心脏是否正常、过度充盈或肥大的，因为两者有相同的E。在相似的压力下，肥大的心脏更硬（更大的E）。需要完整的图表以提供完整的信息。

图 11.1　正常和肥大心脏的舒张压－容积关系

1.弹性与顺应性的测量

弹性主要用于形容心脏，而顺应性主要用于描述血管。

　　心室的弹力最好通过测量压力和容积来确定。现在已有许多非侵入性技术可用于确定容积，如CT、MRI、超声，而压力-容积导管可测定实验情况下的弹性。心脏弹力测定需在收缩期和舒张期均测量容积及压力，因为心肌在不同周期具有不同的特性，通过直径去估计容积并不准确。

　　动脉（容积）顺应性，$C = \Delta V/\Delta P$，通常由压力和直径的测量来决定（图11.2）。直径的变化可通过无创的壁追踪（wall-tracking）进行测量，而主动脉等大血管则可通过MRI测定。假设动脉横截面为圆形，则可根据局部直径，计算该部分的横截面积。当面积和压力与术语"面积顺应性"相关时，$C_A = \Delta A/\Delta P$，面积顺应性被用于与容积顺应性相区别。容积顺应性则为lC_A，l为血管长度，例如，收缩-舒张的面积差为ΔA，压力差为ΔP，即脉压，当在体内测量时，可用于获得面积顺应性。当直径变化与压力变化相关时，可得到直径顺应性C_D，即$\Delta D/\Delta P$。面积顺应性C_A和直径顺应性C_D，具有以下关系：$C_A = \pi \cdot D \cdot C_D/2$。

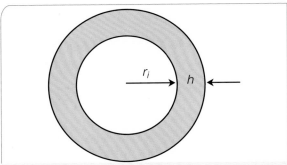

对于简单的几何形状，如血管，测量内径或直径的变化是足以得到顺应性的。但在复杂的几何形状中，如心脏，这是无法做到的。

图 11.2　顺应性测量示意

2.扩张性和体积模量

　　顺应性取决于所研究器官的大小。为了比较不同动物物种血管、心脏的属性，我们可将不同体积器官的顺应性和弹性标准化。我们将$C/V = \Delta V/(\Delta P \cdot V)$称为扩张性，反之，$E \cdot V = V \cdot \Delta P/\Delta V$称为体积模量或体积弹性。面积和直径的扩张性的概念也被应用，面积扩张性是$\Delta A/A \cdot \Delta P$，而直径扩张性是$2\Delta D/D\cdot\Delta P$。

3.压力–应变弹性模量

Peterson等[1]在血管研究中介绍了压力–应变弹性模量。这种血管弹性的测量只需要测量直径和压力，并可用于比较不同尺寸的血管。压力–应变弹性模量或Peterson模量[1]，定义为$E_p = \Delta P/(\Delta r_0/r_0)$，其中通常使用的是外半径$r_0$，而不是内半径$r_i$。$E_p$可与体积模量进行比较（表11.1）。

表11.1 血管弹性结构[a]参数总结

	容积	面积[b]	直接	半径
顺应性，C	$\Delta V/\Delta P$	$\Delta A/\Delta P$	$\Delta D\cdot\pi D/2\Delta P$	$2\pi r\cdot\Delta r/\Delta P$
弹性，E	$\Delta P/\Delta V$	$\Delta P/\Delta A$	$2\Delta P/(\Delta D\cdot\pi D)$	$\Delta P/(2\pi r\cdot\Delta r)$
膨胀性，K	$\Delta V/(V\cdot\Delta P)$	$\Delta A/(A\cdot\Delta P)$	$2\Delta D/(\Delta P\cdot D)$	$2\Delta r/(\Delta P\cdot r)$
体积模量，BM[c]	$V\cdot\Delta P/\Delta V$	$A\cdot\Delta P/\Delta A$	$\Delta P\cdot D/2\Delta D$	$(\Delta P/\Delta r)$[d]$/2$

注：P、V、A、D、r分别是压力、体积、面积、直径和半径。
[a]结构：参数取决于器官的几何形状和材料特性。
[b]通常假设血管长度不随压力变化。
[c]体积模量或体积弹性。
[d]压力–应变模量或Peterson模量，$E_p = r_0\cdot\Delta P/\Delta r_0 \approx 2/K \approx 2\cdot BM$，公式里用的是外半径。而在其他关系中使用内直径或半径。

4.刚度指数

由于直径–压力的非线性关系，顺应性、扩张性和Peterson模量在很大程度上取决于压力。为了克服这种压力依赖性，Hayashi等[2]引入对数刚度指数（或参数）β，并将定义为如下关系（β-stiffness）：

$$\ln (P/P_s) = \beta\cdot(D_0/D_s)$$

其中，P_s是参考压力（工作点），通常是平均压力或100 mmHg，而D_s是压力为P_s时的外径。基础研究和一些临床研究表明，刚度参数在生理压力范围内没有压力依赖性。然而，在生理压力范围之外及远离参考压力P_s时，β则不再是常数。

5.血管压力–面积或压力–直径关系的描述

血管的压力–面积和压力–直径关系已由多种方法进行描述。在工作压力下，根据该关系的斜率可得出顺应性。然而，在一定压力和容积范围内对该关系的描述，使我们对其有了更深入的了解。尽管这些描述是现象学的，但由于它们在动脉力学上的通用性，在本文的讲解中仍然有所涉及（图11.3）。

由Langewouters等[3]提出的压力–面积关系，描述的压力范围最宽，即0～200 mmHg。而Fung[4]和Hayashi等[2]的相关理论则在生理压力范围内应用。D_0和P_0是Fung[4]和Hayashi等[2]的理论中压力–面积关系的参考值。在Langewouters提出的关系中，$A_m/2$和P_0表示拐点，P_1与拐点处的斜率有关；A_m是最大的渐近血管面积。这些关系也可以用容积来表示。

6.顺应性与弹性的和

如果要考虑整个主动脉的顺应性，主动脉三个部分的个体顺应性见图11.4。在各个部分，压力几乎相等（见第6章）。这意味着：

$$C_1 + C_2 + C_3 = \Delta V_1/\Delta P + \Delta V_2/\Delta P + \Delta V_3/\Delta P = (\Delta V_1 + \Delta V_2 + \Delta V_3)/\Delta P = \Delta V_{total}/\Delta P = C_{total}$$

各部分血管顺应性的和为血管总顺应性，因此，总顺应性大于个体顺应性。

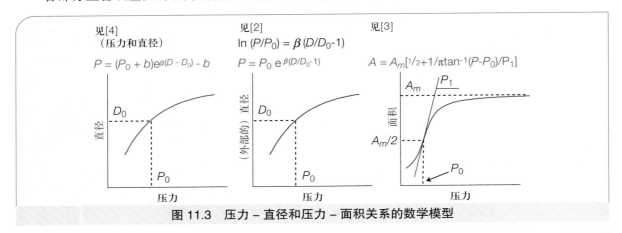

图 11.3　压力 – 直径和压力 – 面积关系的数学模型

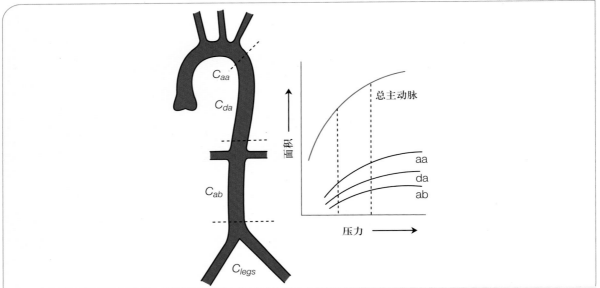

需注意轴的选择。可将不同部分的顺应性相加以获得总主动脉顺应性。通过在相似压力下增加容积（虚线），可在图中进行加法。aa、da 和 ab 分别是升主动脉、降主动脉和腹主动脉。

图 11.4　顺应性之和

　　如果顺应性 C_1 的器官被顺应性 C_2 的器官包裹，则此时总容积变化等于单容积变化（图 11.5）。在这种情况下，扩张需要增加压力。内部器官的扩张压力是管腔压力减去器官间压力。外部器官的扩张压力是器官间压力减去环境压力。因此，作用在两个器官上的扩张压力结合是每个器官扩张压力的总和，即管腔压力减外部压力。在该背景下，求管腔弹性的总和则更容易。我们以带有心包的心脏举例，当心室壁上的跨壁压为 ΔP_v，心包上的跨壁压为 ΔP_{pe} 时，对于心包内的心脏而言，跨壁压为 $\Delta P_{total} = \Delta P_v + \Delta P_{pe}$。因此，

$$E_{total} = \Delta P_{total}/\Delta V = (\Delta P_v + \Delta P_{pe})/\Delta V = \Delta P_v/\Delta V + \Delta P_{pe}/\Delta V = E_v + E_{pe}$$

E_v 和 E_{pe} 分别是心室弹性和心包弹性。当代入顺应性时，可得出：$1/C_{total} = 1/C_v + 1/C_{pe}$。前提是假设心包内压 ΔP_{pe} 在所有位置都相同，而实际情况则更加复杂。

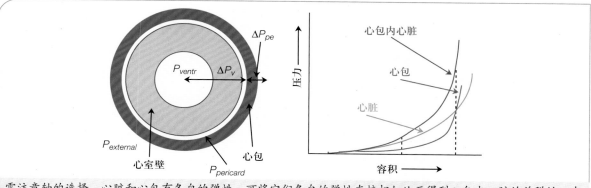

需注意轴的选择。心脏和心包有各自的弹性，可将它们各自的弹性直接相加从而得到心包内心脏的总弹性。在相似的容积下（虚线），可在图中进行加法，因此，对于彼此内部的结构，可以直接相加各自的弹性以获得整体弹性。心室壁的跨壁压为 $\Delta P_v = P_{ventr} - P_{pericard}$，心包的跨壁压为 $\Delta P_{pe} = P_{pericard} - P_{external}$。

图 11.5　弹性之和

7.顺应性与杨氏模量的关联

在动脉中测量压力-容积或压力-半径关系可推导顺应性，但无法推导杨氏模量或增量弹性模量。正如第9章所讨论的，估计杨氏模量或增量弹性模量，除了半径和压力，还需要测量壁厚。Love[5]给出了杨氏模量和顺应性之间的准确关系，用于模拟动脉段的横向阻抗（见附录3）：

$$C_A = 3\pi \cdot r_i^2 (r_i + h)^2 / E \cdot (2r_i + h)h = 3\pi \cdot r_i^2 (a+1)^2 / E \cdot (2a+1)，其中 a = r_i/h。$$

将面积顺应性与增量弹性模量联系起来的更简单的公式是：

$C_A \approx (k\pi \cdot r_i^3)/(E_{inc} \cdot h)$，其中 k = 1.5或2均有相关报道。

（面积）顺应性是一种结构特性，应针对扩张压力进行绘制。增量弹性模量是一种材料特性，应针对应力或应变进行绘制。正如通常所做的那样，若针对压力绘制 E_{inc}，将导致对血管特性的误解。

可以体现顺应性结构特性的例子是静脉和动脉的弹性特性的比较。静脉的压力-容积关系与动脉的压力-容积关系不同的主要原因不是血管壁材料，而是血管壁厚度。更准确地说，静脉的血管壁厚与半径之比远小于动脉。

二、生理学和临床意义

顺应性或弹性实现器官的机械和结构特性的定量测量，使得疾病和衰老可被定量研究。

通常，动脉顺应性随着年龄的增长而降低，这是动脉压（收缩压减去舒张压）随着年龄增长而增加的主要原因。收缩压的相伴增加造成心脏的额外负担，可能导致心脏（向心性）肥大。向心性肥大使左心室在舒张期和收缩期弹性增加。舒张期弹性增加（图11.6）导致在相同的充盈压力下充盈减少，充盈只能随着舒张期充盈压力的增加而恢复到接近正常值，反之，可能导致肺水肿（见第13章）。

使用壁追踪技术，可无创测量浅表动脉的直径，若能同时确定压力（见第26章），则可在大量患者中得出直径顺应性。然而，我们应该认识到这只是单个动脉（通常是外周动脉）的局部顺应性，如颈动脉或桡动脉，可能无法很好地测量主动脉顺应性或总动脉顺应性（见下文和第24章）。

顺应性和弹性取决于容积和压力，因此应在相似的压力下进行比较。然而，与杨氏模量相比，顺应性和弹性也取决于器官的大小。可扩张性和体积弹性是血管大小的原因，通常可用于组间比较（图11.6）。

顺应性的缓冲功能

动脉顺应性是压力的缓冲因素，使得压力在心动周期内的波动受到限制。主动脉中的脉压，即收缩压和舒张压之间的差值，在年轻健康成年人中约为40 mmHg。Randall等证明了这一点[6]，在体内，总动脉顺应性的急剧降低会导致脉压显著增加（图11.7）。动脉顺应性下降后的长期影响是使主动脉顺应性在60天左右降低至60%，收缩压增加31 mmHg，舒张压可增加10 mmHg，但这一改变不影响心输出量和外周阻力[7]。

现在公认的是，脉压升高是基于压力对死亡率和发病率进行预测的最强指标[8-9]。据报道，当动脉顺应性降低时，心脏舒张功能会受到影响[10]。科学界越来越相信顺应性降低在高血压中起主要作用。详细阐明见第29章，顺应性随年龄的增长变化相当大，并且对脉压有重要作用。

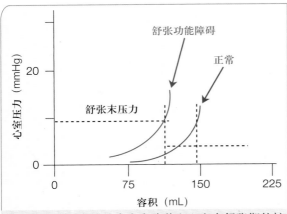

舒张期心室顺应性的丧失意味着左心室在舒张期的扩张变得更加困难。即使充盈压力更高也无法达到足够的舒张末期容积（end-diastolic volume，EDV）。舒张期充盈压升高意味着肺静脉压升高，可导致肺水肿。

图 11.6　心室压力与容积体现心室肌顺应性示意

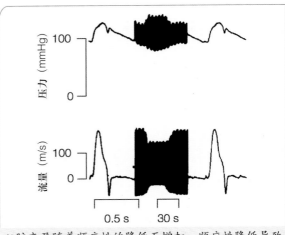

心脏充盈随着顺应性的降低而增加。顺应性降低导致脉压增加。

图 11.7　主动脉顺应性急剧下降但外周阻力恒定时，狗的主动脉压力和流量变化
（Adapted from ref. [6], used by permission）

参考文献

扫码查看

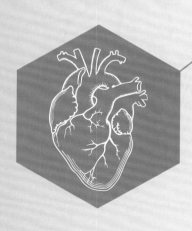

第二部分

心脏血流动力

第12章 心肌力学

章节概要

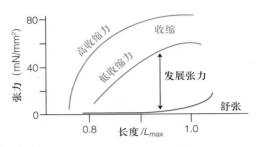

离体心肌的力与长度之间的关系在放松状态（舒张）和紧张状态（收缩）两种活动状态下，可通过改变细胞外介质中的钙浓度，进而改变细胞内的钙浓度来获得低收缩状态和高收缩状态。心肌收缩过程遍布力-长度关系簇，但这里只描述了舒张时和最大收缩时的关系。收缩力和舒张力之间的差异是发展力。力是用相对于肌肉的横截面积表示的，称为张力（应力可能是一个更好的术语）。长度是相对于L_{max}的，L_{max}是发展力最大的长度。力-长度关系构成了压力-容积关系的基础。其他的重要关系包括：

- 力-速度关系，表明当力增加时收缩速度减小。
- 细胞内钙与力的关系，表明钙的增加导致力的增加。

一、概述

心肌细胞又称为心肌纤维。它们通常长40 μm，直径约为10 μm；纤维包含由肌节这一基本收缩单位构成的原纤维（图12.1）。每个肌节的末端由相隔约2 μm的Z盘连接。纤细的肌动蛋白丝

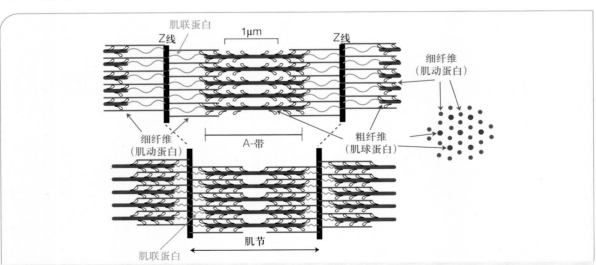

基本机械元素在纵向上以两个肌肉长度呈现。右侧显示了细纤维和粗纤维重叠处的横截面。为简单起见，每半根粗肌丝仅显示1个（而非6个）肌联蛋白分子。

图 12.1 心肌收缩的基本单位是肌节

长约1 μm，附着在Z盘上，并向肌节中心延伸。当肌节长度约为2 μm时，它们可以在中心相遇；当肌节长度<2 μm时，它们可以相互重叠；当肌节长度>2 μm时，它们不能完全接触到彼此。跨越肌节长度中心的是粗肌丝，长1.6 μm，与细肌丝交叉。它们通过第三根丝肌联蛋白分子连接到Z盘上。肌联蛋白长丝包含几个弹簧部分，每个部分都有自己的刚度。肌联蛋白是舒张期肌肉僵硬的主要决定因素[1]。肌节长度的变化是通过细肌丝在粗肌丝之间滑动实现的，即肌丝滑行模型。这种滑动是由活跃的重酶解肌球蛋白ATP酶，即ATP消耗单位"横桥"的作用引起的。除了中心区域长约0.2 μm的"裸露区域"，横桥从粗肌丝侧面突出。肌节长度（sarcomere lengths，SL）的生理范围为1.6~2.3 μm，因此与细肌丝并置的横桥数量是恒定的。

1.钙

心肌细胞膜的去极化导致钙离子（Ca^{2+}）流入细胞膜。钙的增加会导致肌浆网释放更多的钙离子，即所谓的钙诱导钙释放。钙与肌球蛋白ATP酶反应产生一次肌肉收缩。阻止肌节缩短时产生的收缩力大小，即等长肌节，是肌节长度和细胞内钙离子浓度[Ca]的函数。

等长张力F_0与肌节长度和[Ca]之间的相互关系为S形（图12.2）。在这条曲线的上坡部分，Ca^{2+}释放增加导致[Ca]增加，进而导致F_0增加，称为收缩力增加或正性肌力效应。这必须与肌节长度增加导致的F_0增加区分开来，肌节长度增加是由于收缩肌丝对Ca^{2+}的敏感度增加。敏感度增加意味着F_0-[Ca]曲线向上和向左移动。这种效应形成了Frank-Starling定律的基础，该定律指出"收缩能量是初始心肌纤维长度的函数"。这种效应是由细肌丝上的调节蛋白引起的，即原肌球蛋白和肌钙蛋白复合物。其他蛋白质和因素也起作用，如肌联蛋白和晶格间距。

F_0与肌节长度（或长度）的关系曲线形状随[Ca]的水平变化而变化，见图12.2。

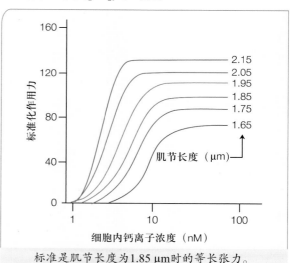

标准是肌节长度为1.85 μm时的等长张力。

图 12.2　细胞内钙离子浓度与等长张力之间的关系
（Adapted from ref.[2]，used by permission）

2.力-长度关系

心肌的力-长度关系（图12.3）是构成心室压力-容积关系的基础。压力和（局部）张力之间的关系在原则上可以通过拉普拉斯定律获得，但建议采用更精确的方法。人们提出了许多模型，得到了不同的结果。主要问题：

·在完整的心脏中无法测量（局部）壁应力，因此尚不能验证模型[3]。心内膜下缩短程度大于心外膜下缩短程度，但作用力可能不同，也可能相同。

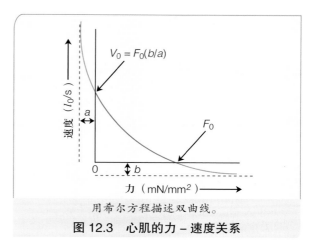

用希尔方程描述双曲线。

图 12.3　心肌的力-速度关系

·心脏的几何结构很复杂。圆柱形或椭圆形心脏模型只是近似实际情况。

·心室容积和（局部）肌纤维长度之间的关系，以及容积变化和纤维长度变化之间的关系也存在异质性和几何复杂性。最简单的方法是假设心脏是一个圆柱体，体积与肌纤维长度的平方成正比；也可以假设心脏是一个球体，体积与肌纤维长度的3次方成正比。

·因此肌肉的力–长度关系与心脏的压力–容积关系仅定性相关。

3.力–速度关系

心肌的另一个基本特性：力越大，肌肉收缩的速度越小（图12.3）。力和速度之间的反比关系被称为力–速度关系（F-v关系）。在体内，当力（F）小于等长张力（F_0）时，心肌缩短；这些力（应力）也称为"载荷"。F-v关系可用希尔方程的双曲线描述：

$$(F_0 - F)\cdot b = (F + a)\cdot v$$

最大速度v_0取决于肌球蛋白ATP酶分解ATP的最大速度。

图12.4显示了两组力–速度（F-v）关系。F-v曲线除靠近F_0的部分外均为双曲线。左侧显示了两个不同肌节长度（1.90 μm和2.15 μm）的F-v关系。它表明在零作用力条件下，F_0并不伴随肌节缩短的最大速度v_0的增加而增加。这种现象取决于肌肉长度，并在短时间内消失。图12.4的右侧部分显示了两种不同收缩力水平或两种细胞内钙[Ca]$_i$水平的F-v关系。v_0随着[Ca]$_i$水平的增加而增加，直到达到饱和水平。在大鼠体内，该水平低于生理[Ca]$_i$，因此v_0不会随着细胞内钙离子增加引起的收缩力的增加而增加。人体内存在一个钙浓度范围，v_0随之增加。

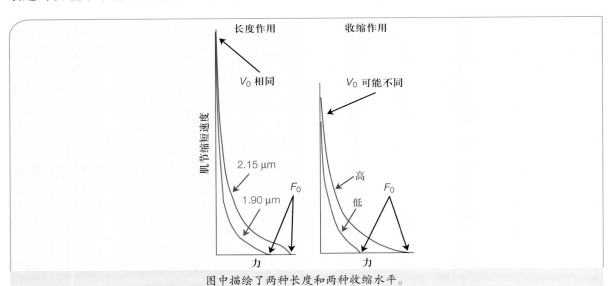

图中描绘了两种长度和两种收缩水平。

图 12.4　力 – 肌节缩短速度关系受肌肉长度和收缩力的影响
（Adapted from ref.[4]，used by permission）

4.F-v关系与泵功能

F和v通过几何变换（拉普拉斯）使其与压力（如左心室的压力）和（速度与体积的变化）流量相关。上面的F-v曲线指的是收缩过程中的一个瞬间，而心输出量是一个时间积分量，与F-v曲线没有直接关系。换句话说，在心动周期中，F-v关系不是恒定的，而是从舒张末期的F-v关系开始上升到收缩期的F-v关系，然后又下降到舒张期的F-v关系。这种上升和下降并不是简单的"平行"移动，因为v_0的时间过程比F_0的时间过程更快。收缩持续时间越长，每搏输出量（stroke volume，SV）越高，这与平均速度有关。一些人认为，整个心脏的F-v曲线是平均F和平均v之间的关系，这相当于平均心室压和左心室压与心输出量之间构成的泵功能图（见第14章）。

5.实验问题

对心肌的研究通常在离体肌条、乳头肌或肌小梁上进行。这些标本通常不进行灌流，因此必须选择适当的条件，以避免所谓的缺氧，这些条件包括低温、低频、高PO_2的灌注液等。如果需要体内条件，如37℃和生理收缩率，则需要灌注制剂。既往从长度、张力和钙敏感度方面研究了单层（渗透性外膜）心肌细胞，最近还公布了关于完整单个心肌细胞的数据[5]。

离体心肌可用于研究基本现象，如张力发展、钙处理、药物作用、疾病等。其优点是可以在不受心脏负荷变化影响的情况下研究肌肉。缺点是所处的条件不是生理性的。

确定最大等长张力需要在收缩期拉伸备用，以防止肌节在器械的准备期间出现缩短。这需要对拉伸装置进行反馈控制，以保持肌节长度恒定。只要制备物足够薄，肌节的平均长度就可通过光衍射得出。这种方法成功应用于肌小梁，肌小梁是来自心腔内的细肌束，通常取自右心室。

在大多数细胞培养中，细胞缩短被用来衡量功能。不幸的是，细胞缩短取决于细胞对底物的黏附，而这种黏附的机制尚不清楚。此外，缩短量与力不相关。

6.命名问题

v_0在过去的另一个术语是v_{max}，但由于在整个心脏中计算v_0的错误尝试，现在已不再使用v_{max}。传统上，离体肌肉实验是为了使力在肌肉收缩和早期舒张期间保持恒定，而在机体中，力在收缩期间减小，在早期舒张（舒张延长之前）时大约降至为0。这种在收缩和早期舒张期间的恒定力被称为"后负荷"，这一术语显然不适用于完整的心脏。在能够通过实验测量肌节长度之前，将肌肉垂直悬挂，将初始长度设定为可变重量，这些重量被称为"预载"，这个术语亦不再合适，因为现在可以测量基础自变量肌节长度。将来自一维心肌力学研究的术语应用于三维完整心脏是不妥当的。

7.肌丝滑行模型的局限性

传统上，研究心肌的学生试图将他们的发现与骨骼肌研究中产生的想法联系起来，后者一直被横桥以机械方式连接到细肌丝上的想法所主导。Herzog等汇报了一种与横桥以机械方式连接到细肌丝上的理论不一致的现象[6]。Liu和Pollack提供的研究证据表明，细肌丝以2.7 nm的固定间隔滑动[7]；而Kishino和Yanagida[8]的研究显示，单独附着在玻璃上的肌球蛋白头端可以发挥完全的ATP依赖性；最后，Holohan和Marston[9]的研究表明，当在ATP存在的情况下施加电磁场时，运动试验测定中的固定化肌球蛋白可诱导完整的珠尾肌动蛋白丝的力-速度特性。

目前，在心肌相关文献中尚没有对此进行评论，尽管在心肌中显示，肌球蛋白结合可在严格的条件下开启肌动蛋白丝，但在生理条件下没有显著的作用，因此，钙离子协同调节心脏收缩力的生理机制必须是细肌丝固有的[10]。

僵硬是一种病理状态，其特征是ATP耗竭引起的纤维横桥附着。生理性收缩发生在ATP存在的情况下，这确保没有横桥连接到细肌丝上，并通过电磁或静电机制催化收缩。

二、生理学和临床意义

维持循环需要心肌具有足够高的 F-v 关系和活动状态的持续时间。如收缩力降低，可导致这些功能衰竭，进而引起临床心力衰竭。部分心脏受损也可能导致临床心力衰竭，如心肌梗死。治疗急性心力衰竭时可能需要使用正性肌力药物增加心肌收缩力。不幸的是，这种看似合理的治疗方法对慢性心力衰竭患者是不适用的，因为它会导致患者更早死亡，可能是因为心肌需要增加的氧气有时超过可能的供应速度；正性肌力药物主要通过增加 $[Ca]_i$ 起作用，这也可能导致（可能致命的）心律失常。然而，增加对钙的敏感度似乎是一种选择[11]。

参考文献

扫码查看

第13章 压力－容积关系

章节概要

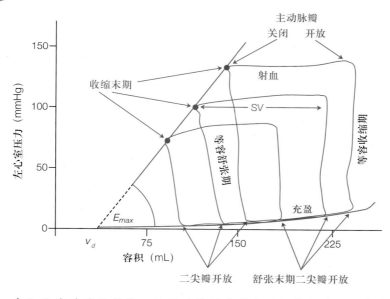

心室压力-容积曲线关系是整体心脏泵功能的重要表现。每一次心跳都会描述一个完整的循环。从舒张末期开始，循环的第一部分是等容收缩阶段（瓣膜关闭）。当主动脉瓣打开时，射血开始，在此期间心室容积减少，而压力变化相对较小。SV为每搏输出量。瓣膜关闭后（收缩末期）为等容舒张期。当二尖瓣打开时，充盈开始，容积随着左心室压力的小幅增加而增加，直到达到舒张末期容量，这种关系是舒张压-容积关系，其斜率被称为最小心室弹性或者E_{min}。当心室充盈发生变化时，从不同的舒张末期压力和容积开始的另一个环被描述为压力-容积回路的左上角，即收缩末期点，当相互连接时，给出收缩末期压力-容积关系（end-systolic pressure-volume relations，ESPVR）。这条线的斜率被称为E_{max}或E_{es}，是心脏收缩力的一种度量，如果关系是曲线的，则应确定局部斜率。通过在心脏充盈变化期间同时测量心室容积和压力，并保持收缩力和心率恒定，可在体内获得舒张压和收缩压-容积关系。通过逐渐阻断下腔静脉，可在体内获得充盈压的改变。ESPVR最重要的方面是，无论如何达到收缩末期压力和容积，无论是通过等长收缩还是通过射血，都会得到相同的ESPVR，从而得到相同的E_{max}。

一、概述

Otto Frank研究了青蛙离体心脏的压力-容积关系，他发现心脏在射血期和等容收缩期存在不同的压力-容积关系。换句话说，一个恒定的压力-容积关系几乎是不存在的。

用充水球囊可以精确测量狗的离体心脏的容积，测量结果表明，射血期和等容收缩期心脏压力-容积关系是一致的。原始结果表明，线性ESPVR与容积轴V_d有截距。该线性关系表明，ESPVR

的斜率 E_{max} 与压力/容积（mmHg/mL）的关系是可以确定的。肾上腺素使收缩力增加时会增大ESPVR的斜率（图13.1），但保持截距容积 V_d 不变[1]。因此，利用线性ESPVR的 E_{max} 可以量化心脏收缩功能，但后来发现舒张期压力–容积关系和ESPVR都不是线性的。这意味着斜率取决于压力和容积的大小，当此直线继续延伸，可以得到一个截距容积，它可能是正的，也可能是负的。然而，ESPVR的前负荷相关性通常被证明是正确的（ESPVR确实存在一些前负荷的相关性，但这种相关性很小[1-2]），这对理解和体现心脏泵功能具有重要意义，并由此进行了进一步研究[2]。

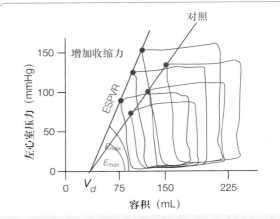

收缩末期压力–容积关系（ESPVR）的斜率（ E_{max} ）是衡量心脏收缩能力的指标。斜率增加意味着收缩力增加。

图 13.1　收缩末期压力 – 容积关系
（Adapted from ref. [1]，used by permission）

1.变弹性模型

通过在环路上标记时间点，可以分析压力–容积关系（图13.2）。当我们得到不同的环并标明时间时，便可以将时间相同的点连接起来并构造等时线。等时线的斜率可以确定，等时线的斜率就是该时刻的弹性。弹性随时间变化的事实，引出了时变弹性的概念 $E(t)$ 。这意味着在每个心动周期中，弹性从舒张期值增加到收缩期值 E_{max} ，然后再次回到舒张期值（图13.2）。结果表明， $E(t)$ 曲线在对其峰值和峰值时间进行标准化后（图13.3），健康人和患者的心脏表现相似[3]，老鼠、狗和人类都存在类似的 $E(t)$ 曲线，因此，似乎包括人类在内的哺乳动物都存在一个类似的 $E(t)$ 曲线，无论是健康状态还是疾病状态，它的形状都是不变的。正常与否的心脏之间的唯一区别是 $E(t)$ 峰值的大小和其出现高峰的时间不同。这种不同状况下 $E(t)$ 曲线的相似性对于构建心脏模型非常有用[4-5]。然而，一些人对 $E(t)$ 曲线的不变性提出了质疑[6]。

其主要机制是心肌在心动周期中改变其刚性（弹性），与其负荷无关（图13.4）。

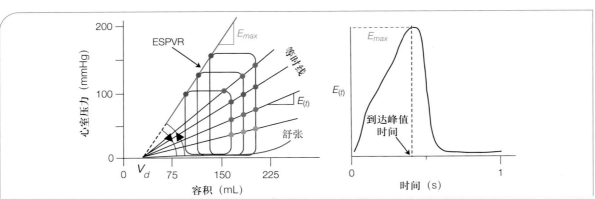

等时线假设为直线，其斜率为瞬时压力–容积关系 $E(t)$ ，单位为mmHg/mL。连接收缩期末端图线拐角的那条斜线是收缩末期压力–容积关系（ESPVR），斜率 E_{max} 。ESPVR不是等时线。等时线的斜率作为时间的函数，即 $E(t)$ 曲线，体现了弹性变化的概念（右图）。

图 13.2　等时线是在同一时间点连接不同曲线压力和容积的线

2. E_{max} 的获得

压力-容积关系的最大斜率被称为最大弹性（E_{max}），也被称为收缩末期弹性（E_{es}）。为了确定E_{max}，需要测量几个压力-容积循环，以获得收缩末期压力-容积点的范围（图13.4）。这种测定需要足够快，以避免由激素或神经系统引起的心脏收缩性变化。原则上动脉负荷和舒张充盈出现变化时也可以使用，但前者可能出现非常规的变化。在临床实践中容积增加导致心脏腔室的充盈更容易实现，例如，在腔静脉中使用球囊可以在非常大的范围内减少充盈，并且可以足够快地进行，以获得一系列环路和准确的ESPVR。可以使用压力-容积导管来测量心室压力和容积[7]。

容积也可以使用非侵入性技术（超声、X射线和MRI）进行测量，但压力只能采用侵入性方式进行测量。然而，心脏射血期的主动脉压可看作左心室压来确定压力-容积循环的收缩期部分[8]。如果证明通过外周测量的无创压力可以反映升主动脉压（见第26章），那么完全可以通过无创的方式确定E_{max}。舒张压可以通过肺毛细血管楔压估测并反映舒张期容积。

二、生理学和临床意义

ESPVR、E_{max}及舒张压-容积关系是衡量心脏泵功能的重要指标，常用于动物实验，其临床应用仍然有限，但这种情况正在改善。$E(t)$曲线取决于心脏的大小，因此也取决于身体的大小，不同动物的压力可以相似，但其心脏体积不同。体积与身体重量成正比（见第30章），因此，E_{max}可以根据心室容积（见第11章）或心脏质量或身体质量进行标准化，在疾病状态下，E_{max}/E_{min}比值可能比单独使用E_{max}衡量心脏的收缩性更好（见第30章）。

1. Frank-Starling定律

心脏动态弹性概念包含了Frank和Starling的原始结论，见图13.5。Frank研究了等容收缩

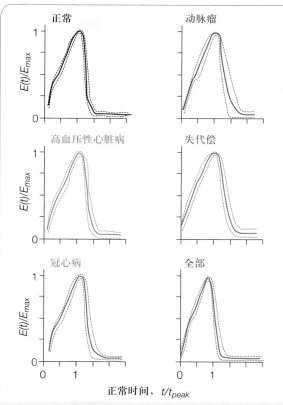

当振幅和时间峰值标准化后，$E(t)$曲线在许多疾病状态中是相似的。

图13.3　与疾病无关的 $E(t)$ 曲线
（Adapted from ref. [3]，used by permission）

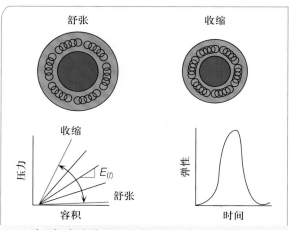

不同弹性概念需要假设肌肉刚性从舒张期到收缩期不断增加然后再降低。假定不受荷载变化的影响，这种刚性变化表现为（变化的）弹性曲线$E(t)$。

图13.4　收缩、舒张的弹性-时间图及压力-容积图

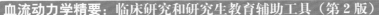

期和射血期的青蛙心脏，但我们在这里展示了当舒张期容积增加时，等容收缩在压力–容积曲线上的表现。Starling也改变了心脏舒张充盈，但同时研究了射血期心脏收缩过程中其阻力的情况。在其实验中主动脉压是恒定的，这反过来又意味着射血过程中的心室内压也是恒定的。充盈的增加导致每搏输出量增加，进而提高了心输出量。

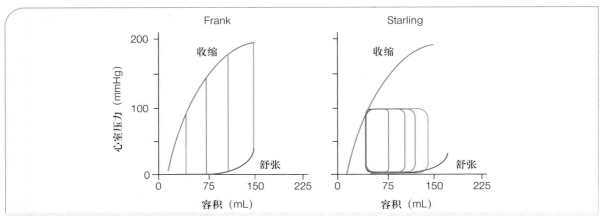

Frank（左图，等容收缩）和Starling（右图，恒定射血压力下的射血）实验显示了心室充盈对压力–容积关系的影响。

图 13.5　Frank 和 Starling 试验

2.收缩期和舒张期功能障碍

舒张期和收缩期在心功能中都起着重要作用（图13.6）。下面的例子可以说明这一点。当心率或舒张充盈不能代偿时，收缩期功能障碍可导致每搏输出量和心输出量下降。舒张功能不全时心室舒张受限，可导致心室充盈减少和充盈压增高，进而导致心输出量减少，肺静脉压增加，然后导致呼吸窘迫。

射血分数（ejection fraction，EF）定义为每搏输出量与舒张末期容积之比，在收缩功能不全时降低，但在舒张功能不全时改变不明显（图13.6）。当每搏输出量和舒张末期容积以同比下降

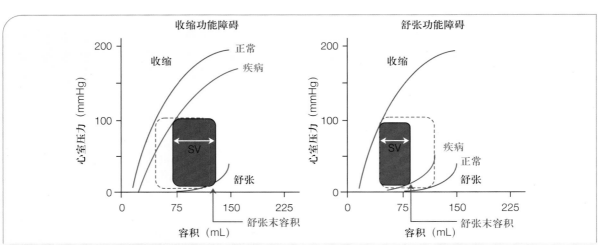

收缩期和舒张期功能障碍用红线表示，正常功能用蓝线表示。收缩期功能障碍时ESPVR降低，每搏输出量和射血分数（EF = SV/EDV）也降低。在舒张功能不全（右图）时，充盈减少，虽然充盈压可能更高，但舒张末期容积和每搏输出量降低，此时射血分数可能相同。

图 13.6　收缩功能障碍及舒张功能障碍示意

时，射血分数变化也不明显。这种情况被称为不伴射血分数降低的舒张功能障碍[9]，因此表明射血分数并非在所有情况下都是衡量心脏功能改变的指标。此外，由于射血分数依赖心脏作为泵和动脉负荷，因此射血分数会受到心脏和动脉系统之间的机械耦联的影响，因此射血分数应被认为是心室－动脉耦联的因素（见第17章）。

3.向心性和偏心性肥厚

弹性概念和压力－容积关系中有趣的例子是心脏的向心性和偏心性肥厚（图13.7）。向心性肥厚意味着心腔壁厚增加一致，这意味着心室在舒张期和收缩期更僵硬，即E_{max}和E_{min}均增加。E_{max}增加并不一定意味着肌肉收缩力增加，而是肌纤维明显变厚导致心室壁厚度增加。向心性肥厚时随着心室舒张受限程度的增加，心室舒张压升高，进而出现更小的舒张末期容积、更高的收缩压、更小的收缩期容积，但每搏输出量不变或略有减少。

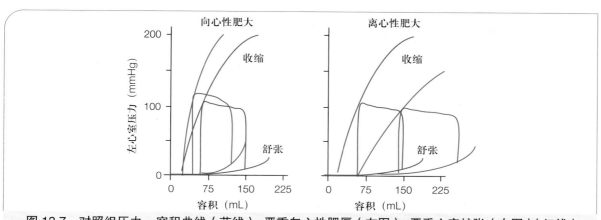

图 13.7 对照组压力－容积曲线（蓝线）、严重向心性肥厚（左图）、严重心室扩张（右图）（红线）

偏心性肥厚时，心室容积增加，肌节增多，细胞变长，而壁厚有的不变，有的增加。由于拉普拉斯定律（见第9章），在偏心性肥厚中，整个压力－容积关系与体积增大之间的转移意味着壁应力增加。偏心性肥厚时截距容积V_d增加意味着ESPVR的斜率不能通过一次压力和容积测量来确定，因为只有在截距容积可以忽略或已知的情况下才能这样做。因此，至少需要在两次不同的充盈压或收缩压下测量并获取数据。如第17章所述，第二次可以从测量的压力中去估计等容积压力（单拍法）。

4.基于变弹性概念的建模

标准化的$E(t)$曲线似乎并不能完全反映心脏实际情况（图13.3），哺乳动物中也有类似表现（见第30章），这一现象使得人们对循环进行定量建模[5, 10]。等时线的非线性（见下文）在这种类型的建模中似乎没有什么影响[4]。

5.研究的局限性

应该强调的是，时变弹性概念的前提是把心室当成一个整体。它不能区分潜在的心脏病理改变，如心壁不同步收缩、局部缺血或梗死等均可降低压力－容积曲线的斜率。

用等时线表示的压力－容积线（图13.8）不是一条直线。与大多数机体组织一样，心脏舒张期曲线是向上凸起的。当心肌收缩力较低时，压力－容积曲线可能比较直，但（在正常范围内）随着收缩力的增加，压力－容积曲线越来越向上凸起。曲线关系意味着E_{max}取决于容积和压力的大小。正常情况下通常用一条直线来当作ESPVR近似值。V_d是通过ESPVR到容积轴的线性延伸得到的，从而可以得到一个虚拟的、与真实情况接近的值。

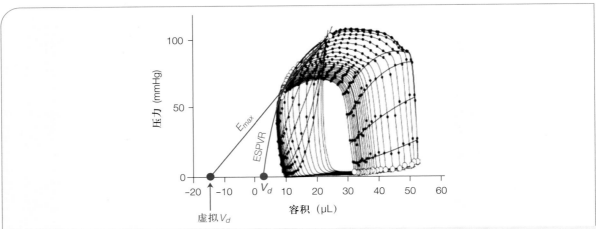

图 13.8　无论是等时线还是收缩末期压力–容积关系都不是线性的。因此，线性近似是不正确的，例如，图中获取的虚拟 V 可能导致负的容积截距，这在物理学上是不可能的

在正常心脏中截距体积可能很小，在这种情况下E_{max}可以通过单个压力–容积环来估测。然而，当V_d不小时，使用单个压力–容积环来估计E_{max}会产生较大的误差（图13.8）。

许多研究表明，心脏负荷的变化会影响压力–容积关系。然而这种影响比较小，可能是由于在高负荷下，心脏射血时间缩短，并没有影响到E_{max}[2]。

参考文献

扫码查看

第14章 泵功能图

章节概要

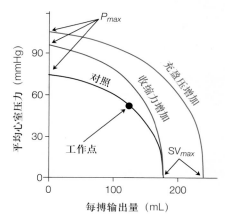

心脏作为一个泵，可以用泵功能图对其功能进行描述。在此泵功能图中，把心脏当作一个工业泵[1]，描述了平均左心室压力和每搏输出量的关系。当心脏负荷增加时，它会产生更高的压力和更小的每搏输出量，反之亦然，因此形成了一个反向的曲线关系。心脏收缩力和舒张充盈可以改变这个曲线。收缩力增加能够使泵功能曲线围绕每搏输出量（SV_{max}）的截距旋转（蓝线）。当舒张充盈压增加时，泵功能曲线可平行移动，P_{max}和SV_{max}同时增加（红线）。因此，心肌收缩力和充盈压保持恒定时才能确定心功能曲线图。曲线中的圆点是在休息状态时正常心功能状态下的心脏工作点。最大压力（P_{max}，压力轴的截距）是心脏在等容收缩期的压力。另外，可以利用$CO = HR \times SV$公式来描述心排量与平均左心室压力的关系。心脏泵功能图间接与肌肉的压力-速度关系图相关（见第12章）。同时，泵功能图与压力-容积关系图也存在相关。

一、概述

心脏是一个能够产生血压和血流的动力泵。液压泵以扬程-流量曲线评估性能，而心脏与液压泵类似，可以用压力-流速曲线评估性能。可以把心脏想象成一个滚动泵，随着泵的负荷变化可产生压力与流速的变化关系。

图14.1展示了在心肺实验模型中滚动泵的泵功能图。泵功能取决于滚泵速度和压在管子上的滚泵数量。滚泵速度越快，会产生越高的压力和流速、越高的压力和流速的截距，同时会增加压力最大值（P_{max}）和流量最大值（Q_{max}）。滚泵压在管子上出现少量流体反向泄漏现象是存在的，与管子锁合度更好的滚泵能够提升更高的压力，因为这时候流体反向泄漏更少。由于在低压力时流体泄漏量可以忽略，所以最大流量（Q_{max}）很少受到这些压辊性能（滚泵与管子契合度）的影响。因此，增加滚泵压辊性能的后果是造成了泵功能曲线以流速截距为中心的顺时针旋转。

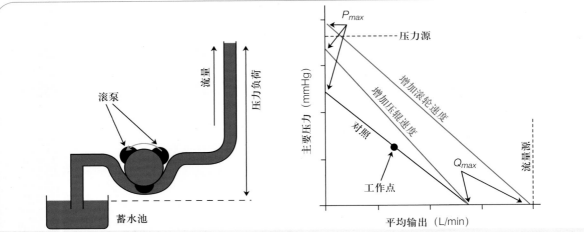

当滚泵速度和滚泵在管子上的挤压力保持恒定时，泵功能图取决于在滚泵上的负荷，这种负荷是通过流出管高度的变化得到的。如果增加压辊性能，可得到图中蓝色泵功能线。当滚泵速度增加时，类似于心率增加，可得到红色泵功能线。压力源是指随负荷的变化所获得的所有流量产生相同的压力。而流量源是指总是产生相同的流量。这里的滚动泵既不是压力源也不是流量源。

图 14.1　实验室中滚动泵的泵功能图
（Adapted from ref. [1]，used by permission）

　　当滚泵的性能不变时，出口管道阻力的改变能够影响滚泵的泵功能。滚泵的速度、滚泵压辊性能和流入压力水平保持固定时，极限高的阻力会使压力达到最大，但这时候几乎没有流速。当阻力忽略不计时，流速达到最大，但压力为0。因此，这形成了压力和流速的反向关系。这种关系在这个泵模型中是线性关系，能够提供泵产生的压力和流量信息。泵功能图也展示了这个特殊的泵既不是总产生相同压力的压力源，也不是总产生恒定流量的流量源。

　　我们在心脏上做了一个类似实验（图14.2）。为了避免体液和神经机制对泵功能的干扰，在这个实验中我们选择了猫的离体心脏。当心室充盈压、心脏收缩力和心率保持不变时，通过改变外周血管阻力或顺应性来调整心脏负荷，从而观察对平均左室压力和血流（每搏输出量）的影响[1]。平均心室压力和平均血流（心输出量）的关系类似于已报道的离体心肌[2-3]的平均张力和平均速度的反比关系，且与本身肌肉的属性有关。另外，心室的压力与主动脉流速有相关性，这是因为心室和主动脉连通，并且这两个参数在分析中避开了非线性的主动脉瓣。平均心室压力和平均流速，也可以是平均主动脉压力和平均流速，可以估算出外周阻力。此外，在傅里叶分析中，心室压力和流速能够推导出泵功能图中的振荡因素，类似于动脉输入阻抗的推导（见第23章）。

　　在这个泵功能图中，我们可以看到当更高的压力产生时，心脏的心输出量减少。换句话说，在不同的负荷情况下，心脏不可能产生同样的流量、同样的压力。这说明了心脏既不是单纯的压力源，也不是流量源。在低流量时，心脏开始像压力源；在高流量时，又像流量源。在泵功能图中压力轴的截距是在非射血期或等容收缩期的平均心室压力，也叫等容收缩压力。流量轴的截距是在射血期或等容收缩期的心输出量或每搏输出量，并且要求这时候收缩不产生压力。最大的每搏输出量等于舒张末期容积。结合每搏输出量，可以计算出收缩末期容积（end-systolic volume，ESV）和射血分数。

　　图14.2显示了收缩力[4]和充盈压的改变对泵功能曲线的影响。心脏收缩力的增加会使泵功能曲线绕着流量的截距点（Q_{max}）旋转。增加的舒张充盈压会导致曲线的平行移动。在生理范围内

心率的增加会导致曲线平行移动，而且与心率是成比例地增加，因此P_{max}和Q_{max}值的增加是以心率的倍数增加。如果在横轴上用每搏输出量代替心输出量，在纵轴上使用每次心跳的平均左心室压力，心率的因素可以忽略，最后只剩下充盈压和收缩力是泵功能图的决定因素。

在泵功能曲线的压力和流量轴的截距处（P_{max}和Q_{max}），压力和流量的乘积为0，产生的额外功可以忽略不计[5]。因此，额外功的产生代表了中间数值的最大值（见第15章）。

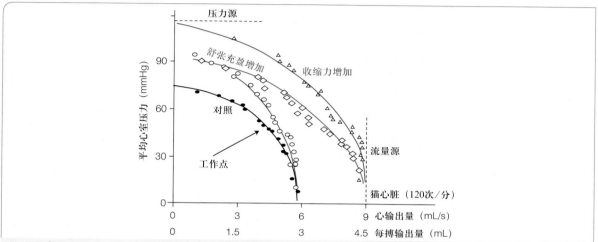

黑线代表心脏正常状态。舒张充盈压增加会引起泵功能曲线的平行移位（从黑线到红线）。收缩力的增加使曲线围绕流量轴的截距旋转（黑线到蓝线，红线到蓝线）。横轴表示每搏输出量。

图 14.2　在猫的离体心脏中测量的心脏功能曲线
（Adapted from ref. [4]，used by permission）

泵功能曲线和收缩末期压力–容积曲线的联系

图14.3展示了压力–容积曲线和泵功能曲线的定性对比，从中可看出两者呈现镜像关系[6]。每搏输出量是每次射血时心室容积的减少。另外，在压力–容积关系图中，使用了收缩末期压力；而在泵功能曲线图中，使用了平均心室压力。

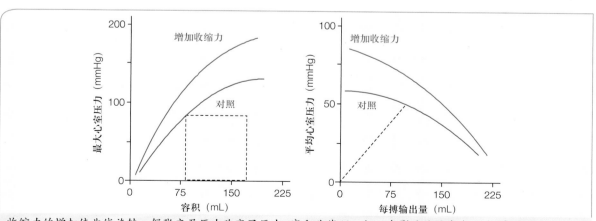

收缩力的增加使曲线旋转。舒张充盈压改变了压力–容积曲线环，但不会影响收缩末期压力–容积曲线。而充盈压可改变泵功能曲线图。收缩末期压力–容积关系图是前负荷改变获得的，而泵功能曲线图是后负荷改变获得的。另外，要注意压力轴上的刻度差别。

图 14.3　收缩末期压力 – 容积关系图和泵功能曲线图呈镜像关系

二、生理学和临床意义

泵功能图描述了心脏泵功能中的充盈压、心率和收缩力的作用。这个图是平均心室压力（而不是平均主动脉压力）与每搏输出量或心输出量的关系。泵功能图告诉我们心脏既不是流量源，也不是压力源。但是心脏作为流量源的模型一直被应用到20世纪60年代。在图14.2中，我们可以看到在恒定的压力负荷情况下，收缩力对心输出量的影响相对较小，而心率和舒张期充盈压对心输出量的影响较大。

1.Frank–Starling曲线

图14.4展示了充盈压在泵功能曲线中的作用和其在Frank-Starling曲线中机制的意义。Frank研究了充盈压在等容收缩中的作用。心室充盈压的增加是在等容收缩期时，泵功能曲线压力轴的截距点处增加的。Starling研究了当主动脉压力和心室压力保持固定时，充盈压对心输出量的影响，即心输出量/每搏输出量随着心脏充盈压的增加而增加。

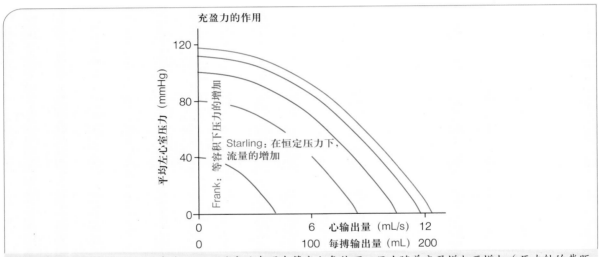

随着充盈压增加，曲线开始外移。Frank的实验表明在等容积条件下，压力随着充盈增加而增加（压力轴的截距增加）。Starling的实验表明在保持主动脉压力或心室压力不变的情况下，心脏的输出量随着充盈增加而增加。

图 14.4　心脏泵功能图是对 Frank-Starling 机制的概括描述

2.向心性肥厚和心力衰竭

图14.5展示了向心性肥厚和心力衰竭的泵功能曲线。在向心性肥厚时，心脏更接近流量源，而在心力衰竭时，心脏更接近压力源[7]。

这些泵功能的改变对从外周反射回来的反射波有影响（见第21章）。在向心性肥厚时，后向压力波在心脏（血流源）处反射，并与前向压力波叠加，使前向压力波增强。这种在心肌肥厚时增大的额外压力促进了肥厚心脏时高血压的产生。心力衰竭者，当心脏接近压力源时，反射波会负向影响正向波，导致心输出量减少（见第21章和第22章）。理解心脏对反射压力和血流波的作用对于心力衰竭的治疗有一定帮助[8]。

图14.6可以解释为什么慢性心力衰竭的患者给予β受体阻滞剂后即使造成了血压下降但对心脏确实有益。一方面，它能够降低心脏收缩功能；另一方面，它能够舒张外周血管。因为在心力衰竭时心脏更接近压力源，所以对血压影响不大却能提高心输出量。有研究证明β受体阻滞剂在严

重心力衰竭患者中能够提高生存率[9]。

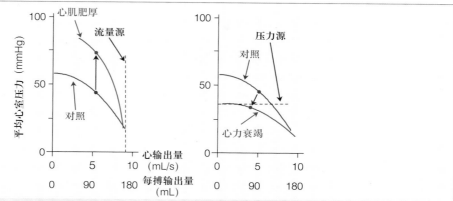

在心肌肥厚泵功能图中可见工作点的斜率明显增加，这提示心脏更趋向于流量源。在心力衰竭泵功能图中，心脏更趋向于压力源。圆点代表工作点。在心肌肥厚的心脏中，外周反射波能够增加压力但不影响流量。在心力衰竭的心脏中，外周反射波减少了流量但对血压影响小。因此，在心力衰竭时，反射波会影响心输出量。

图 14.5　在心肌肥厚和心力衰竭时的泵功能图

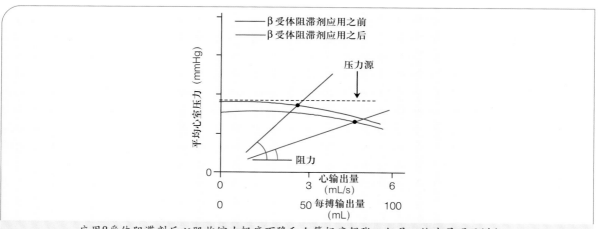

应用β受体阻滞剂后心肌收缩力轻度下降和血管轻度舒张，但是心输出量明显增加。

图 14.6　心力衰竭时，心脏接近于压力源

3.运动

图14.7显示了在中度运动时心功能的变化。由于在运动时心率增快，充盈压少量增加，心肌收缩力增加，心脏泵功能曲线外移，并且有小幅旋转。心率的增加是造成心脏泵功能曲线外移的主要因素。同时，外周阻力是降低的。因此，总的结果是心输出量的增加和小幅血压上升。

4.局限性

泵功能曲线中，把心脏描述成一个整体的泵。心肌收缩力的某些改变，如协调性或者局部缺血和梗死可能会影响对心脏整体的描述。

心脏的泵功能图就像收缩末期压力–容积的关系图一样，至少需要两个点才能进行完整的描述。第二个点可以使用单拍法获得（见第17章），并假定由van den Horn等[10]提出的抛物线泵功能图描述。

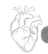

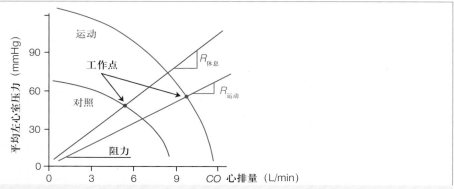

运动时，外周血管阻力降低，且心率和充盈压力增加使泵功能曲线向外移动，心肌收缩力的增加使泵功能曲线出现旋转，最终心输出量明显增加，而心室压力上升不明显。

图 14.7 平均左心室压力与心排量的关系示意

　　由于心脏受神经和体液控制的影响，且舒张期充盈程度会改变泵功能图，因此很难确定泵功能图。在动脉负荷改变充盈压时，心率和收缩力可能会由于调控机制而改变，这样操作点就会在一系列的泵功能图上移动，而不单单是一个图。

参考文献

扫码查看

第15章　心脏的做功、能量与功率

章节概要

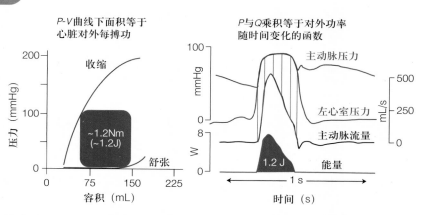

P-V曲线下面积等于心脏对外每搏功

P与Q乘积等于对外功率随时间变化的函数

心室每搏产生的能量或对外做功可以由压力-容积曲线（左图）下面积确定。对外功率可通过心室（或主动脉）压力$P(t)$与流量$Q(t)$的乘积来计算，公式为$P(t) \cdot Q(t)$，单位是瓦特（W）（右图）。功率曲线下的面积与每搏产生的能量相等，后者的单位是Nm或焦耳（J）。平均对外功率以W为单位，等于能量乘以心率，后者的单位是每秒钟心跳次数。能量和功率的计算不需要线性系统，如同阻力和阻抗的计算。这使得能量和功率在血流动力学中得以非常广泛的应用。然而，功率同时描述了心脏和负荷的特点，ESPVR和泵功能图是对心脏进行的描述，阻力和阻抗是对动脉系统进行的描述。

一、概述

功及储备以用于做功的势合称能量，等于力与位移的乘积，单位是牛顿与米的乘积（Nm或J）。单位时间的功叫功率（Nm/s或W）。在计算功和功率时不需要力与位移（速度）之间的线性关系，或者压力与容积之间的线性关系，但在计算阻力和阻抗时则是需要的。

对于心脏，对外做功可以通过压力和容积计算，即压力-容积环所包含的面积（见第13章）。这一做功是心脏跳动一次的对外做功，即每搏功。

心脏输送到动脉负荷的功率等于压力乘以流量（概要框附图，右图）。压力（P）和流量（Q）都随时间变化而变化，瞬间功率的计算公式为$P(t) \cdot Q(t)$，也是随时间变化而变化。这意味着，瞬时功率在整个心动周期是变化的，在舒张期，因为主动脉内的血流为0，瞬时功率为0。因此，外功和功率仅在射血时产生。总能量是功率的积分，数学表述形式为$\int P(t) \cdot Q(t) \cdot dt$，积分符号$\int$及$dt$表示所有时间点压力和流量乘积的相加。鉴于舒张期血流为0（假定瓣膜是完好的），所以在整个心动周期T的积分计算过程中，仅需要对收缩期进行计算。

心脏搏动的平均功率等于$(1/T) \cdot \int P(t) \cdot Q(t) \cdot dt$，由于收缩过程中主动脉压力和左心室压力实际上是相等的，所以心室压力和主动脉压力均可用于计算。

有时平均功率计算为平均动脉压与平均流量（心输出量）的乘积。因为我们要计算的是输送到动脉系统的平均功率，所以这里会选用主动脉压力。因为主动脉平均压力高出心室平均压力2~3倍，所以用心室压力可能会导致相当大的误差[1]。总功率和平均功率的差距在于脉冲功率（也叫振荡功率）。脉冲功率占总功率的15%（振荡功率占比为15%）。高血压时振荡功率占比增加。肺循环中振荡功率占比约为25%。

二、生理学和临床意义

有时人们认为，平均功率与有用功率有关，而脉冲功率仅与血液前后运动有关。换句话说，只有平均功率和功才是有用的量。依此推论，脉冲功率在生理状态下是最小的。但反过来，如果在输入阻抗模型中，心率与最小值的频率相关（见第23章），那么脉冲功率将是最小的。然而，这是不正确的，因为它的确是阻抗中与功率相关的一部分。因此，在评估心室-动脉耦联中将平均功率和脉冲功率分开没有太大用处。在生理状态下，心脏泵功能处于最佳的对外做功状态[2]，参见第17章。

功和能量在心脏氧耗、代谢和心室-动脉耦联最佳功效的探讨中有重要意义。

计算

在血流动力学计算中，每搏能量等于压力乘以容积，功率等于压力乘以流量。每搏能量等于压力-容积环曲线下面积（概要框附图，左图）。这部分面积约等于90 mL乘以100 mmHg。$90\ mL = 0.09 \times 10^{-3}\ m^3$，$100\ mmHg = 13.3\ kPa = 13.3 \times 10^3\ Pa = 13.3 \times 10^3\ N/m^2$。压力与容积的乘积等于$0.09 \times 10^{-3}\ m^3 \times 13.3 \times 10^3\ N/m^2 \approx 1.2\ Nm = 1.2\ J$。乘以心率（每秒钟心跳次数），HR = 60 次/分，平均输出功率为1.2 J/s = 1.2 W。

功率作为时间的函数是压力和流量的瞬时乘积（概要框附图，右图）。功率曲线下面积代表每搏功，假设为三角形，面积大约为1/2最大功率乘以射血时间，即约为$1/2 \times 8 \times 0.3 = 1.2$（W·s = J），再乘以心率等于平均输出功率，也称对外功率。

参考文献

扫码查看

第16章 心脏耗氧量与血流动力学

章节概要

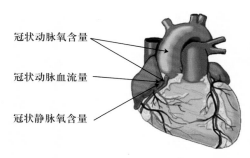

冠状动脉氧含量

冠状动脉血流量

冠状静脉氧含量

心脏耗氧量为冠状动脉血流量（Q_{coron}）与动–静脉含氧量差（ΔAVO_2）的乘积。冠状动脉氧含量与全身任意动脉血一致，可方便获取。但冠状静脉或心脏大静脉的含氧量只能在目标位置采血获取。冠状动脉血流量可在冠状动脉主干应用放射性微球测定，或在冠状静脉侧用热稀释法进行测定。这些测量方法实际实施困难。为了避免这些对实施技术及时间同步性要求极高的测量，学者们提出了许多从机械变量中估计心脏耗氧量的指标。现已证实心率是耗氧量的主要决定因素，第二个主要决定因素是心肌张力（应力）的产生，主要测量压力的产生。压力产生比肌肉收缩（产生流量）消耗更多的氧。这意味着系统压力的产生决定了心脏的耗氧量，而不是心输出量。因此，几乎所有从血流动力学参数中获得心脏耗氧量的方法都是基于心率与压力。最常用的方法是心率压力乘积（rate pressure product，RPP），常用于生物化学基础研究，此外常用的方法还包括张力时间指数（tension time index，TTI）与压力–容积面积（pressure volume area，PVA）。

一、概述

Sarnoff等[1]的研究表明产生压力比产生血流量或心输出量消耗更多的氧（图16.1）。此外，研究表明耗氧量（VO₂）几乎与心率呈正相关。这些发现暗示估计心脏耗氧量的主要变量为压力和心率。如果评估每次心脏射血的耗氧量，那么压力就是最主要的决定因素。

1.心率压力乘积与张力时间指数

在近似情况下，心室壁收缩压与心率的乘积可被用来估计耗氧量。这就是心率压力乘积，计算简单且数据易获取，特别是在氧消耗变化有限时。此外，一个三项参数乘积也被认为是一种有效监测心脏耗氧量的方法：$HR \cdot P_{syst} \cdot dP_{LV}/dt$，$dP_{LV}/dt$为左室压力最大上升速度。

Sarnoff研究介绍了另外一个重要指标：张力时间指数[1]。假设在心脏射血期间，每搏耗氧量与心室压或（无主动脉狭窄时）主动脉压曲线下的面积成正比。通常用收缩期代替（图16.2）。研究者假设这一面积与平均收缩期左心室压力乘以收缩期时间成正比。心室压曲线下的总面积（图16.2中红加绿）则更为准确，当我们忽略它在舒张期的作用时，可以得出这个区域面积等于平均心室压（$P_{lv,mean}$）乘以心脏每搏时间（T），即张力时间指数$\approx P_{lv,mean} \cdot T$。在离体心脏对等容收缩期进行研究，发现忽略射血时间，心室压曲线下的面积可被用来测量心脏耗氧量。

血流动力学精要：临床研究和研究生教育辅助工具（第 2 版）

张力时间指数是被广泛认可的用于评估心脏耗氧量的指标，"张力"一词并不意味着局部应力，而是压力。此外，值得一提的是张力时间指数比RPP测量要困难，临床上不易获取。

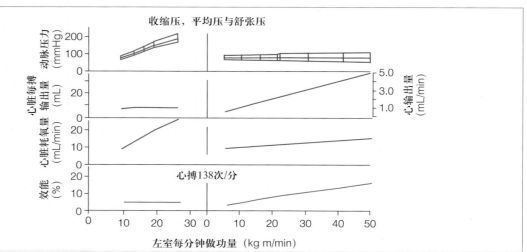

在恒定心率下，耗氧量主要由压力决定，而不是由流量或外部做功决定。左心室动脉压升高，而每搏输出量和心输出量保持不变。压力的增加导致耗氧量的增加。右图心输出量增加时，如果血压保持基本不变，则耗氧量变化量很小。

图 16.1 左心室每分钟做功量和心脏每搏输出量、耗氧量、效能的关系
（Adapted from ref.[1]，used by permission）

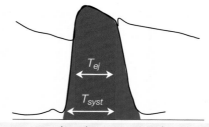

T_{ej}：射血期；T_{syst}：收缩期。

图 16.2 张力时间指数为射血期间压力曲线下的面积

2.压力−容积面积

另一种估算心脏每搏耗氧量的方法是压力−容积面积（图16.3中顶部的红色区域）。这种方法需要至少在两种心脏负荷情况下去测量心室的压力与容积，当然更多的心脏负荷情况测量可得到更为准确的数据（见第13章和第15章）。耗氧量与压力−容积面积的关系见图16.3底部，可以表示为：

$$VO_2 = a_1 \cdot PVA + a_2 \cdot E_{es} + a_3$$

其中，E_{es}或E_{max}是舒张末压力−体积关系（ESPVR）的斜率，给出了收缩状态的评估。第一项是机械和氧气消耗之间的关系。其中的两部分一起给出了无负荷或等压收缩的氧气消耗，即没有压力积累的收缩。第二项是兴奋−收缩耦合的能量成本，取决于心肌的收缩状态，表示为E_{es}。最后一项是基础氧气消耗，用于维持细胞结构等。详情请参见Suga的研究[2]。

也有学者建议可以采用以下局部耗氧量测量方法。应力时间指数（stress time index）等于左心室壁压力平均值乘以心脏每次搏动时间，也可以理解为心脏局部的张力时间指数。此外，与压力-容积面积类似的指标包括局部张力（或应力）面积及应力长度面积，其也可以用于心脏耗氧量的评估（图16.3局部面积及应力或局部长度及纵轴上的应力）。

由于张力时间指数和压力-容积面积可预测每搏氧气消耗量，所以每分钟的氧气消耗量通过与心率相乘得出。如果我们假设张力时间指数等于平均心室压乘以心动周期时间，在此基础上乘以心率便可得到平均压力，根据该指标可评估心脏耗氧量。

在Rooke和Feigl的文章[3]中可以找到关于心脏耗氧量的其他更复杂的血流动力学指标的介绍。

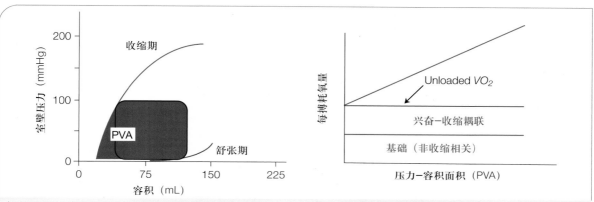

氧耗量还取决于心肌细胞基本代谢，如细胞完整性、离子泵及兴奋-收缩耦合（活化能）。收缩力的增加提高了活化能。压力-容积面积是决定耗氧量的第三因素。该部分耗氧量与血流动力学相关。这种相关性的反向斜率就是所谓的收缩效能。

图 16.3　压力 - 容积面积与心脏耗氧量有关
（Adapted from ref.[2]，used by permission）

3.代谢的异质性

不但局部组织灌注存在异质性（见第18章），局部心肌组织的耗氧量在[4]心肌内的分布也是不均匀的。灌注的异质性与代谢异质性可能相关[5]，但其原因目前仍存在争议。

二、生理学和临床意义

在正常健康的心脏中，心脏耗氧量或氧需求与心脏氧供应处于平衡状态。张力时间指数给出了氧需求的测量方法，而氧供应则取决于冠状动脉灌注情况。心肌灌注主要发生在心脏舒张期心肌舒张时，尤其是心内膜下层的心肌组织灌注。因此，舒张期主动脉压和舒张期持续时间由舒张期主动脉压曲线下的面积来量化，称为舒张期压力-时间指数，可作为供氧指标来评估心脏氧输送。因此，有学者提出主动脉舒张压曲线下面积与收缩压曲线下面积的比值可以评估心内膜下心肌组织氧供需比（图16.4）。

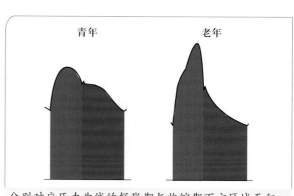

分别对应压力曲线的舒张期与收缩期下方区域面积。其比例可随着年龄的增长出现下降。

图 16.4　心脏氧供应与需求

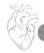

随着年龄的增长动脉波反射在收缩期变得更加突出（见第21章和第22章），导致平均收缩压升高和平均舒张压降低。这意味着随着年龄的增长会出现心脏氧供给需求比降低，可能导致心内膜下层出现缺血缺氧。主动脉瓣疾病与心动过速时易出现心肌缺血也可以用这一原理进行解释。

局限性

以上从力学角度讨论了心脏耗氧量影响因素，这一机制可用于个体治疗及药物干预的指导，但在临床中针对不同患者的应用还应该谨慎对待。例如，一个扩张且肥大的心脏与正常的心脏相比，压力与心率可能是相似的，但随着心肌质量的增加，耗氧量是完全不同的。在向心性肥厚心脏的代偿期，心室壁压力与心肌厚度同时增加，但心室腔半径几乎没有改变，因此心室壁的应力保持不变（见第9章）。这意味着虽然正常心脏与肥厚心脏的压力−容积面积相似，但由于心肌质量增加导致整个心室的耗氧量增加。因此，需要对心室壁质量进行校正。假设心室壁张力是耗氧量的主要决定因素，总耗氧量还与心室壁质量呈正相关。

此外，将心率压力乘积同时应用于小鼠和人类时，虽然与心室收缩压乘积相似，但心率相差10倍，因此不能得出小鼠心脏代谢是人类心脏的10倍的结论。即使对心脏质量进行标化后差异仍然存在，因为小鼠每克心脏组织的心脏代谢高于人类（见第30章）。压力−容积面积法在比较不同动物时也存在不足。压力−容积面积仅可估测心脏每搏耗氧量，对于心率的影响因素无法进行评估。虽然对不同物种的心脏与身体质量进行标化可提高小鼠与人类的可比性，但心脏代谢与心脏质量和身体质量并不呈正相关，这将在第30章中进行讨论。

参考文献

扫码查看

第17章　心脏功率和心室－动脉耦联

章节概要

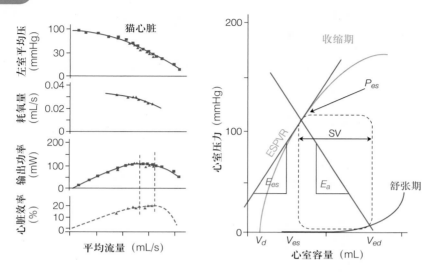

　　右图：心室－动脉耦联分析示意图，验证心脏的泵功能接近最大外部功率和效率。左图：心输出量的函数关系图。左图最上面的一张图展示了泵功能，第二张图展示了耗氧量，第三和第四张分别是平均输出功率和心脏效率。这些数据是在保持心脏充盈、收缩力恒定和心率恒定的情况下，通过改变动脉负荷获得的。外部功率和效率都标注了最大值。这些最大值并不是在同一个流量下出现的，因为耗氧量随着心室压降低和流量的增加而减少（见第16章）。在没有明确最大值定义的情况下，功率和效率呈现出弱相关性，这意味着在正常情况下，心脏泵功能接近于最大效率和最大功率，而这个效率为20%～25%。剩余的能量以热量的形式消耗。被冠状动脉血流带走并分布到胸腔和心腔。已经证实限制心脏大小可以优化心脏做功。心脏泵功能是处于最佳效率还是最佳功率（心室－动脉耦联），抑或两者皆非，取决于心脏和动脉的状态。右图展示了如何分析耦联，ESPVR的斜率（E_{es}，见第13章）代表了心室和有效动脉弹性（E_a）。它近似等于心脏周期的总外周血管阻力R/T，代表动脉系统。当$E_a/E_{es} \approx 1$时，外部功率最大。当$E_a/E_{es} \approx 0.5$时，心脏工作效率最大。

一、概述

1.功率和效率

　　心脏功率的定义类似于液压泵的功率。外部功率由压力乘以流量计算得到（见第15章），"输入功"由心脏耗氧量计算得到（见第16章）。效率是外部或产出功率与输入功率的比值。因此，外部功率和输入功率都需要用相同的单位表示。当葡萄糖或游离脂肪酸被消耗时，通过所谓的热量平衡，耗氧量可以用焦耳（J）表示，单位时间的耗氧量可以用瓦特（W）表示，即所谓的卡路里当量。对于碳水化合物和脂肪代谢，Suga[1]发表了关于心脏能量学的综述，认为

$1 \ mL \ O_2 \approx 20 \ J$ 和 $1 \ mL \ O_2 /min \approx 0.33 \ W$。

2.正常动物的最大心脏效率和最大功率

在保持心率、舒张期充盈和收缩力不变时，可以研究心脏产生的压力和流量与动脉负荷[2]。功率可用压力和流量进行计算。方框中的左图显示，当功率被绘制为心输出量的函数时，它出现了一个最佳值。这可通过心脏泵功能图来理解（见第14章概要框附图）。对于高负荷（等容收缩）的情况，心脏产生的压力很高，但流量为0。功率是压力和流量的乘积，因此可忽略不计。相反，对于非常低的负荷，心脏会产生很大的流量，但压力可忽略不计，因此功率也可忽略不计。所以，在心输出量的某个中间值时，功率一定是最大的。在正常的猫试验[3]中发现该功率最大值与工作点一致，即存在生理性动脉负荷时（图17.1）。据报道，这时左心室以最大效率工作[4]。

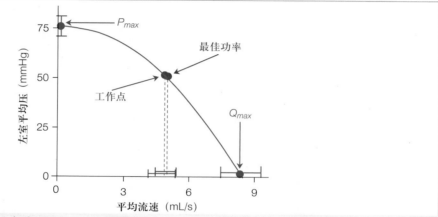

在正常动物中研究在不同动脉负荷下的心脏输出功率。压力和流量、心率、舒张期充盈和收缩力的其他决定因素都保持不变。如工作点所示，当存在生理动脉负荷时，功率传递最大。

图 17.1　心脏在最佳输出功率下泵血
（Adapted from ref. [3]，used by permission）

3.局部做功与功率

如果能获得局部的功与功率，将十分有意义。然而，由于局部功率和局部的耗氧量很难准确测量，故局部功与功率的获取十分困难。局部功率可通过局部缩短长度乘以局部应力得到。首先，局部缩短长度可通过附着在肌肉上的（表面）标记或通过MRI标记（心肌中的磁感应标记）获得，但局部应力只能从压力和解剖结构间接获得（拉普拉斯定律的复杂形式，见第9章）。Prinzen等曾使用该技术研究起搏部位对局部工作的影响[5]。当局部耗氧量也确定时[6]，可以推导出局部效率。然而，由压力产生的局部应力很难得到验证。

4.热量的产生和传输

心脏的工作效率为20%~25%。这意味着氧气消耗产生的能量中约75%转化为热量。这些热量通过扩散到达心腔和胸腔，并通过冠状动脉血流的对流，以大约相等的量被带走（图17.2）。心肌中层的温度比心外膜下层和心内膜下层的温度高零点几摄氏度，这为热量扩散提供条件[7]。

5.心室–动脉耦联的评估

最佳功率和效率被认为是衡量良好心室–动脉耦联的标准。心脏功能是否处于最佳功率或效率可由血流动力学原理推导出来。假设起决定性作用的两个参数是左心室ESPVR的斜率E_{es}或E_{max}，以及有效动脉弹性E_a。有效动脉弹性定义为$E_a = P_{es}/SV$，即收缩末期（心室或主动脉）压力超过每搏输出量（概要框中的右图）。E_d/E_{es}比率被认为是心室–动脉耦联参数，当$E_d/E_{es} \approx 1$时，外部做功最大；而$E_d/E_{es} \approx 0.5$时，心脏效率最大[8]。

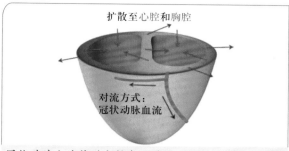

冠状动脉血流传送和扩散至胸腔及心腔造成的热量损失各占热量损失的50%，具体损失量取决于冠状动脉血流的大小。

图17.2　耗氧量不仅产生机械功，还会产生热量

为了确定这两个参数，已经使用了几种简化方法。E_a可以近似如下所述。收缩末期压力接近平均动脉压（图17.3）。心输出量$CO = SV \cdot HR$，心动周期T以s为单位，即心率的倒数，$CO = SV/T$，我们发现$P_{es}/SV \approx P_{mean}/CO \cdot T = R_p/T$。因此，$E_a$主要衡量血管或外周血管阻力$R_p$，几乎不反映大动脉的顺应性。所以，"弹性"一词具有误导性。请注意，E_a取决于血管阻力和心动周期，血管阻力是一个纯粹的动脉相关变量，而心动周期T是一个纯粹的心脏相关变量。因此，E_a本身就是一个耦联参数，它可以来自无创测量平均压力（通过血压计）、心输出量（通过超声或MRI）及心率。

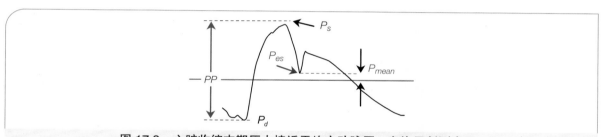

图17.3　心脏收缩末期压力接近平均主动脉压，允许无创测定P_{es}

收缩末期弹性，即E_{es}，是由$E_{es} = P_{es}/(V_{es} - V_d)$计算所得。收缩末期容积可通过无创方法测得，但$V_d$却很难估算。要得出这个截距体积，至少需要获得ESPVR上的另一个点。这需要改变舒张期充盈压，在重病患者和流行病学研究中通常是不可行的。Sunagawa等提出了一种确定ESPVR的方法[8]，即根据射血搏动的压力预测等容左室压（单拍法）。然而，没有一种用于确定ESPVR的所谓单拍法被证明可给出准确的估计值[9]。尽管如此，单拍法仍是目前实践中最好的方法。

在许多研究中，人们简单地假设$V_d = 0$[10-11]。这一假设导致了非常有趣的分析简化。当$V_d = 0$时，$E_{es} = P_{es}/V_{es} = P_{es}/(V_{eds} - SV)$。$E_d/E_{es}$的比值随之变为：

$$E_d/E_{es} = (P_{es}/SV)/[P_{es}/(V_{ed} - SV)] = (V_{ed} - SV)/SV = 1/EF-1$$

使用EF，即射血分数后，可以发现P_{es}完全消失了，只留下射血分数作为决定因素。这意味着当$E_d/E_{es} = 1$，即EF = 0.5时，心脏做功最大。同样地，当$E_d/E_{es} = 0.5$或EF = 0.67时，心脏效率最高。

由此，这个忽略V_d的假设简化了问题。然而，这个假设很难得到验证，大多情况下它是不正确的，而且在心脏扩张的情况下这必定会导致更大的误差（见第13章和第15章）。

E_a虽然有弹性单位，但并不是弹性，它与总外周阻力密切相关。它近似于R_p/T，因此与总动脉顺应性无关。多位学者[12]将E_a解读为总动脉顺应性的衡量标准。这种解释显然是错误的，它会造成混淆。

6.最佳心脏大小理论

为什么左心室以最大功率泵血，但功率的反馈控制却并不存在？这个问题可根据以下论证给出一个简单的答案[13]。根据泵功能图（图17.4），工作点即最大功率对应的点，大约是最大流量（Q_{max}）的58%。心室平均压和心输出量共同决定了工作点。哺乳动物的血压与之相似，而心输出量则由体型决定（见第30章）。通过该工作点可绘制出多个泵功能图。我们可以首先假设肌张力是一个给定的量，心室是一个球体。一方面，泵功能图与流量轴的截距越大，即Q_{max}越大，意味着心室腔越大，即心室需要更厚的心室壁（见第9章拉普拉斯定律），以维持心肌或室壁的张力。另一方面，Q_{max}越大，P_{max}则越小，继而室壁的厚度将会越少。用这种方法，可以通过工作点计算不同泵功能图的心室容积，每个泵功能图都有自己的Q_{max}。绘制心室容积作为Q_{max}的函数可得到图17.4所示的结果。当工作点约为Q_{max}的60%时，可获得最小体积，这与最大功率和最大效率所对应的值相同。因此，最小心脏容积对应的是最大功率和最大效率的工作点。换句话说，虽然心脏是最小的，但这个最小的心脏以最大的功率泵血。

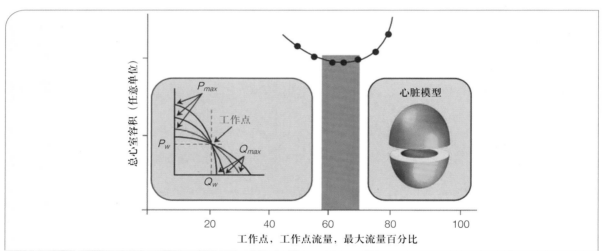

总心室容积即心室壁加上心室腔的容积，可通过假设心室为图17.4中的球形，以及假定一个恒定的用于等容收缩的最大室壁张力σ_m来计算。P_{max}与室壁容积有关（见第9章），P_{max}越大意味需要越大的室壁容积来维持相同的室壁张力。心输出量的增加与心室腔和室壁容积有关。左图为通过工作点绘制的许多泵功能图，当工作点约为Q_{max}的60%时，心脏功率和效率最大，它对应的是最小总心室容积（室壁加室腔）。

图 17.4　总心室容积
（Adapted from ref. [13]，used by permission）

二、生理学和临床意义

患者的心脏耗氧量和氧效率目前仍然难以获取。现代技术，比如正电子发射断层成像（positron emission tomography，PET）和磁共振波谱（magnetic resonance spectroscopy，MRS）也许可以改变这一现状。用^{18}F-氟脱氧葡萄糖来评估葡萄糖代谢可测得心肌细胞对葡萄糖的摄取量，但它不能测量心肌细胞通过糖酵解的转化量。心肌氧代谢可通过^{11}C标记的醋酸盐PET

来测量。对于脂肪代谢，可使用示踪剂^{123}I-β-甲基-p-对碘苯基十五烷酸和^{15}-（O-^{123}I-苯基）-十五烷酸。平面闪烁扫描和单光子发射计算机断层成像（single-photon emission computerized tomography，SPECT）可检测这些示踪剂，相比于PET，它更经济，也使用得更广泛。通过当前的MRS技术，可以测得人体中^{31}P标记的磁共振波谱、磷酸盐/肌酸和（或）pH，但这还没有得到广泛应用。如同第16章和本章所述，决定耗氧量的血流动力学因素仅在急性干预期间对单一心脏有效，不能用于比较不同患者。

　　计算"输出功率"需要测量主动脉或心室压力和流量。因此，对于心脏效率的计算，即计算"输出功率"和"输入功率"的比率，需要进行许多测量，因此心脏效率不作为常规计算。在第30章中可以看到，对于健康的哺乳动物，心脏代谢与$M^{-1/4}$成正比，这意味着每克心脏组织的代谢随体重增加而降低。

相关问题

・心脏收缩效率

　　基于压力–容积面积概念（见第16章），收缩效率被定义为压力–容积面积与VO_2关系斜率的倒数。这种定义只考虑了氧耗的机械方面，没有将与活化和基础代谢相关的氧耗考虑在内。因此，这种收缩效率大约是实际心脏效率的2倍。

・心源性休克的心脏功率

　　虽然功率是一个相对抽象的衡量标准，但它已被证实与心源性休克的死亡率具有最强的血流动力学相关性[14]。

・收缩经济

　　在泵功能图的极值处，心脏既不产生压力也不产生流量。外部功率和效率为0。在心脏等容收缩的离体心脏研究（Langendorff制剂）或离体心肌研究中，当心肌等长收缩时，可以使用收缩经济来代替。收缩经济定义为等容或等长收缩时心肌的耗氧量。

参考文献

扫码查看

第18章　冠状动脉循环

章节概要

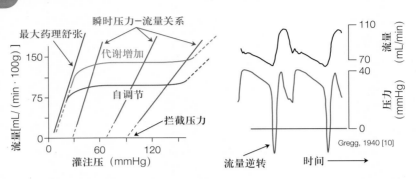

平均冠状动脉血流量与平均灌注压（红线和粉线，左图）之间的关系受到自主神经、神经和激素控制的影响。自动调节可以从两个方面看出。它是在生理压力范围内相当恒定的流量，流量的变化是随着心脏代谢的变化而变化的。自主冠状动脉血流调节包括3种机制：代谢、肌源性和内皮介导的血管活性。所谓的瞬时压力–流量关系是在舒张期获得的，以避免心脏肌肉收缩的影响，而且这种关系十分迅速，以至于血管舒缩张力不会改变。这些关系描述了冠状动脉床的状态。对于低稳态灌注压力，这种关系与压力轴有一个小的阻力（陡线）和一个小的截距：零流量压力截距。对于高灌注，压力的阻力和截距都很大。通过降低压力获得的阻力和截距相比，最大限度的药理扩张可导致较低的阻力和截距，并给出"功能解剖"的冠状动脉床。心脏收缩减少了冠状动脉流入（右侧）并增加了静脉流出。这种效应来自3个机制：心室压力增加的直接作用，即产生心肌内（间质）压力，以及收缩缩短期间肌肉增厚。这种影响来自3个机制：肌肉强直性收缩增加的直接影响（不同的弹性），心室压力增加的间接影响，以及缩短收缩时肌肉的增厚，其中前两者都产生心内（间质）压力。所有这3种机制都会减小冠状动脉血管的直径，从而减少冠状动脉血管的容积，统称为"心内泵"。直径的减少意味着阻力的增加，容积减少的变化率会引起血流变化，减少动脉血的流入，增加静脉血的流出。心脏收缩是心内膜下层最容易发生缺血的主要原因。

一、概述

冠状动脉床内动脉压与血流之间的关系受体液–神经系统的影响，并受局部控制，即自动调节。心肌收缩对冠状动脉血流也有机械作用。冠状动脉血管和心肌之间存在一些其他的较小的相互作用，这将在下文进行讨论。此处将不讨论体液和神经控制的定量贡献。关于冠状动脉血流动力学的全面描述，请参见参考文献[1-3]。

1.冠脉动脉血流自动调节

在跳动的心脏和生理压力范围内（40~140 mmHg），平均冠状动脉血流和平均灌注压之间的关系显示出相当恒定的平均冠状动脉血流（概要框附图，左图）。随着心脏代谢的增加和降低，曲线的平台期分别增加和减少。自动调节曲线的平台期依赖于心脏代谢，这表明代谢自动调节起主要作用，主要作用于与心肌密切接触的最小微动脉。早期代谢自动调节的理论过于简单，最初这个单一的介质被认为是腺苷。表达代谢产物（如腺苷、二氧化碳、pH和离子）影响所需的方程与引起血管收缩的氧方程之间存在根本的区别。低氧含量和使用量增加被认为是导致代谢性血管舒张的原因。数学模型[4]和已证实的冠状动脉血管阻力与组织和静脉氧张力[5]之间的关系表明了氧的重要作用，并在统计学上提供了比基于血管舒张代谢产物的模型更好的观察数据。

代谢性自动调节提供了对组织能量需求的流动适应，而肌源性自动调节提供了适应跨壁压力的变化。肌源性自动调节是由于（平滑）肌的一种内在特性，该特性试图保持肌肉张力恒定（图18.1）。压力的增加最初会增加血管的直径和壁面的应力，随后的血管收缩会减小血管半径，增加壁厚，从而减小壁应力（见第9章）。肌源性反应在中等小动脉中最强，是一种减小毛细血管压力变化的机制。代谢和肌源性调节的反应时间以s为单位。值得注意的是，

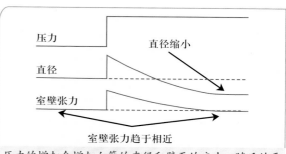

图中文字：
压力
直径
室壁张力
直径缩小
室壁张力趋于相近

压力的增加会增加血管的直径和壁面的应力。随后的平滑肌收缩减小直径，到小于初始值，并恢复壁应力。

图 18.1　肌源性反应

冠状动脉电导和冠状脉静脉PO_2（反映组织PO_2）、灌注压变化和起搏诱导引起的MVO_2[6]之间存在几乎相同的关系。这表明组织PO_2也可能在压力适应中发挥作用，在这种情况下，压力增加导致PO_2增加，从而导致血管收缩。

内皮细胞介导的血管活性是由于灌注流量决定了内皮细胞的剪切应力，从而释放出NO和前列腺素等血管扩张剂。主要的影响是在较大的血管中，而不是在阻力血管中[7]。特别是在强血管舒张和大流量期间，增加的直径使管道系统的压力降至最小。

当灌注压力改变时，肌源性反应和内皮细胞介导的调节将首先被激活，并可能随后进行代谢调节。对于心脏代谢的改变，首先启动代谢调节，而其他两项则紧随其后。

2.自动调节增益

自动调节增益（图18.2）G是自动调节强度的度量，可计算为：

$$G = 1 - (\Delta Q/\Delta P)/(Q/P) = 1 - (\Delta Q/Q)/(\Delta P/P)$$

$\Delta Q/\Delta P$表示平均压力–平均流量关系的斜率，Q/P表示直线通过确定点、工作点和图原点的斜率，即阻力的倒数。可以看出，对于完全的自动调节，增益等于1；对于没有自动调节，假设压力–流量关系将通过原点，增益等于0。由于压力–流量关系一般不经过原点，因此建议使用瞬时压力–流量关系的斜率来代替Q/P。自动调节增益可被绘制为压力的函数，以获得调节的范围。

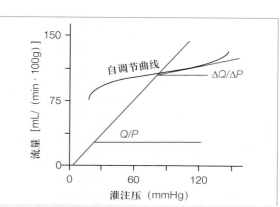

图中文字：
流量 [mL/ (min·100g)]
150
75
自调节曲线
$\Delta Q/\Delta P$
Q/P
0　　　60　　　120
灌注压（mmHg）

自动调节增益G定义为1减去局部斜率（$\Delta Q/\Delta P$）和通过原点直线斜率的比率（Q/P，即1/Dercis）：$G = 1 - (\Delta Q/\Delta P)/(Q/P)$。在完全的自动调节中$G = 1$。增益取决于灌注压力。

图 18.2　自动调节增益

3.反应性充血和最大限度的血管舒张

当心脏需氧量增加时（如在运动时），冠状动脉血流就会增加，这种增加被称为运动充血。在（短的）冠状动脉闭塞期间，冠状动脉血管扩张，在闭塞血流再通后暂时增强，这种现象被称为反应性充血。在正常冠状动脉床，血流最大增加约4倍。

即使在最大限度的运动期间，短暂的冠状动脉闭塞仍然会导致反应性充血症[8]。在药理学上可增加冠状动脉血流（如腺苷），最大限度的药物血管扩张可导致比生理扩张更小的阻力（框中图的左图）。当出现冠状动脉狭窄时，反应性充血的程度就会降低。量化通常是流量储备或流量储备分数（见第5章）。

4.瞬时压力–流量关系

冠状动脉压力–流量关系受到平滑肌血管舒缩张力和心脏收缩对血管系统的影响。为了深入了解血管系统，要尽量减少心脏收缩的影响。这意味着应该在舒张期得到压力–流量关系。

Bellamy[9]研究了通过迷走神经刺激获得的长舒张期的压力–流量关系（图18.3）。由于平滑肌是缓慢收缩的纤维类型，我们假设在一个长舒张期（1~2 s），血管张力不会改变。因此，瞬时压力–流量关系描述了独立于心肌收缩和恒定的血管舒缩张力的冠状动脉血管树。

瞬时压力–流量关系（框中图）显示了一个截距 P_{zf}，其压力轴是所谓的零流量压力。零流量压力和逆斜率（阻力）随着血管舒缩张力的增加而增加。对拦截压力给出了几种解释，但没有一种被普遍接受。由于晶体灌注也存在截距压力，因此它不受血细胞[10]堵塞的影响。表面张力[11]也被提出作为一种机制，但截距随音调的变化很难用这个理论来解释。

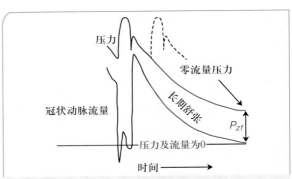

瞬时压力–流量关系可以通过长舒张期来确定。它给出了床的"状态"，没有心肌收缩的机械效应，并在恒定的血管舒缩张力期间。

图 18.3 瞬时压力 – 流量关系
（Adapted from ref.[9]，used by permission）

最可能的解释是，截距压力是由微血管顺应性引起的，它随着压力[12-13]的降低而增加。因此，零点低压力可能是一个明显的截距，这与小动脉[12]的压力–容积关系的平台有关。血管舒缩张力增加使压力–容积关系的平台水平升高，这可以解释表观截距增加的原因。

5.心脏收缩和冠状动脉血流

在心脏收缩时，冠状动脉流入受阻，静脉流出增加。当冠状动脉床血管扩张、心肌收缩力高时，动脉血流甚至可能在收缩早期逆转（概要框附图，右图[14]）。

收缩的心肌对血管系统的影响有3种方式[3]，即收缩期肌肉僵硬程度的增加（见第13章）、对间质容积和血管的影响与对心室管腔的影响相似（图18.4）。这种泵送作用导致血管直径和血管容积在收缩期减少。对该机制的支持见图18.5。这种不同的弹性 $E(t)$ 的直接影响与等容收缩和等压收缩是相似的，即在心室腔内不产生压力的收缩。心室负荷影响心室压力和心室流出，但当主动脉和冠状窦压力不受影响时，证实在等容收缩和等压收缩期间对冠状动脉血流有类似的泵送效应[15]。

另一个影响是左心室的压力，顺便说一下，也来自心肌肌肉不同的弹性特性（见第13章）。心室压力产生一种所谓的心肌内压力或间质压力，它作用于血管的外表面。这部分解释被称为血管瀑布（图18.6）。假设心肌内压力等于心内膜下的心室压力，而在心外膜下的压力可忽略不计[16]。然而，对于这一假设存在一些疑问，因为即使心室腔压力可以忽略不计，心室内压力仍然相当大（图18.7）。瀑布模型也不能解释心脏收缩期间静脉流出的增加[17]。心肌内压力降低了血管的跨壁压力，从而减小了血管直径和血管容积。最后，肌肉缩短影响血管系统，因为缩短肌肉直径增加。肌肉直径的增加以牺牲血管为代价，从而使血管直径减小[18]。肌肉弹性变化和肌肉增厚这两种效应发挥互补作用，因为等容搏动的左心室压力高，心内压力高，但肌肉增厚小，肌肉缩短少。对于等压搏动，肌肉缩短从而变厚，这种效应大于与压力相关的效应。这两种机制也解释了心脏收缩对心内膜下层的影响最大，并提出了心内膜下层比心外膜下层更容易发生缺血的原因。所有这些影响都直接作用于血管，而不是像之前提出的那样通过血管顺应性而耦合。这意味着，不仅在节律性收缩期间，而且在稳定的收缩状态下，即收缩期停止时，直径减小，阻力增加。收缩期阻滞的平均流量确实有所减少[19]。

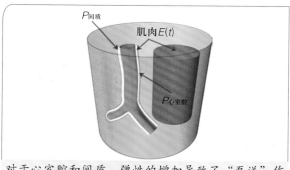

对于心室腔和间质，弹性的增加导致了"泵送"作用。心室压力也被传递到间质，产生心肌内压力。血管缩短过程中的肌肉增厚也会影响血管。这3种机制的结果是血管体积减小和阻力增加。

图 18.4　心脏收缩表示肌肉僵硬程度增加

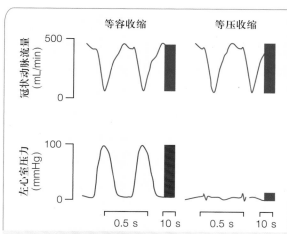

图 18.5　猫离体血液灌注心脏等容收缩（左图）和等压收缩（右图）时的冠状动脉血流
（From ref. [15], used by permission）

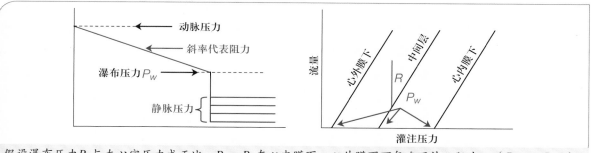

假设瀑布压力 P_w 与左心室压力成正比，$P_w = P_{lv}$ 在心内膜下、心外膜下可忽略不计。阻力 =（$P_{动脉端} - P_{瀑布}$）/流量。

图 18.6　采用瀑布模型来解释心脏收缩对冠状动脉流入的影响

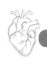

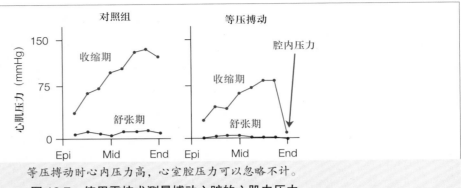

等压搏动时心内压力高，心室腔压力可以忽略不计。

图 18.7　使用零技术测量搏动心脏的心肌内压力
（Adapted from ref. [21]，used by permission）

由于正常的收缩是动态的，血管容积的变化速率导致了血液流动。因此，血管血液被"泵送"，与心室泵类似，但由于没有瓣膜，血液被泵送到动脉和静脉侧，其数量取决于主动脉和静脉压力。因此，动脉侧的血液流入量减少，而静脉侧的血液流出量增加。

详细的计算表明，心肌的不同刚度、缩短肌肉的增厚及收缩时左心室压力造成心肌内压力的增加都导致了血管直径的减小，从而导致了阻力和心肌内泵送的增加。这些效应的贡献取决于收缩层、收缩模式和收缩性[20]。

心脏收缩对冠状动脉血管影响的总结见图18.8。压力–流量关系显示的截距取决于收缩层、收缩力、左心室压力和肌肉缩短[3, 20]。

当假设冠状动脉灌注只发生在舒张期时，我们可以估计冠状动脉部分灌注时间，即相对于心动周期 T 的灌注时间，如 $T_d/T = 1 - T_s/T$，T_d 和 T_s 分别为舒张期和收缩期的持续时间。因此，当心率为60次/分，收缩期持续时间为0.35 s时，冠状动脉部分灌注时间为 1 − 0.35/1 = 0.65 s。当心率增加到120次/分，即 T = 0.5 s时，如运动，射血期减少到0.3 s，冠状动脉部分灌注时间为 1 − 0.3/0.5 = 0.4 s，从而减少冠状动脉灌注。

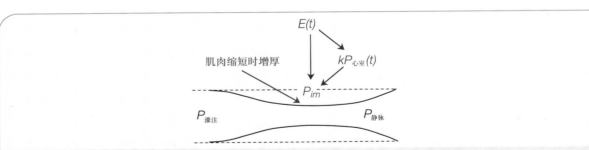

肌肉收缩导致更僵硬的环境和心室压力，两者都导致 P_{im}。当肌肉缩短时，它会以牺牲血管系统为代价而变厚。这3种机制的作用都取决于心脏壁的细胞层。血管直径的变化导致血液逆行"泵送"到主动脉并顺行"泵送"到静脉，其数量取决于心脏收缩，以及主动脉和静脉压力。

图 18.8　心脏收缩对冠状动脉血流影响的总结

6.微血管方面

心肌内压力多年来一直被用于不同的技术测量[3, 21]：最近的一种方法是使用伺服零技术进行测量，使用微管（直径在微米范围内），以造成最小的损伤[21]。这些测量值的结果见图18.7。因此，心肌内压力并不是简单地与心室压力成正比。对于间质空间，应用不同弹性假说来解释为什么心肌内压力在等压和等容搏动中相似[22]。

收缩期的小动脉和小静脉直径均减小：心内膜下层的舒张期和收缩期之间的小动脉和小静脉直径分别减小约12%和25%[23]。因此，当心内膜压力接近心内膜下层的心室压力时，小静脉并没有像预期的那样被完全压缩。一个理论解释已给出，并表明部分静脉塌陷保护小动脉免受直径的大变化[24]。

桥接：当心外膜血管位于心壁上，而不是在心肌表面运行时，该血管会受到心脏收缩的极大影响。

分层灌注压力：微血管灌注压，以小动脉减小静脉压表示（图18.9），心内膜下层明显低于心外膜下层[25]。这是由跨壁动脉和跨壁静脉上的压力下降引起的，可能部分解释了为什么心内膜下层比心外膜下层更容易发生缺血。

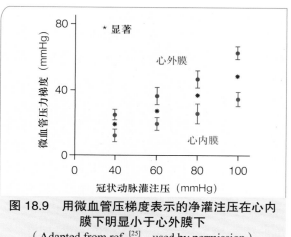

图18.9　用微血管压梯度表示的净灌注压在心内膜下明显小于心外膜下
（Adapted from ref.[25]，used by permission）

冠状动脉血流异质性：不同位置的局部流量不同，可能从小于50%到平均总灌注流量的2倍以上不等。当样品体积较小时，该变化量较大。小区域的流量在时间上不是恒定的，而是变化的（"闪烁"）。然而，在流量大的地区，它仍然大；在流量小的地区，它仍然小。在动物之间的相似位置上，并没有发现大的和小的流动。部分解释是基于冠状动脉几何形状的分形规则[26]，但尚未给出完整的解释。另一种解释可能是心肌细胞在长度和横截面上差异很大，较大的细胞需要更多的氧气。

格雷格效应：心肌灌注，在没有底物和代谢物限制的情况下，此情况会影响心肌收缩力。灌注增加打开了拉伸激活通道（stretch activated channels，SAC），从而影响钙处理和肌细胞的收缩装置[27]。

收缩期血管排空增强心肌收缩：在肌肉缩短时，肌肉直径以牺牲血管容积为代价而增加。如果血管容积不能改变，压力就会在肌肉细胞内积聚，这个细胞内的压力抵消了收缩装置产生的力，从而使合力更小[18]。

心内膜和血管内皮均可调节心肌收缩：去除或损伤心内膜内皮可导致降低和缩短力的产生[28]。NO可以调节心脏性能，使其与氧消耗和灌注相匹配。

冠状动脉血流冷却心脏：心脏有效率为20%～25%，这意味着消耗的大约75%的氧气被转化为热量。这种热量通过扩散到纵隔和心室腔，以及冠状动脉血流的对流传递（见第17章）。在正常的冠状动脉血流水平约90 mL/（min·100 g）下，约70%的热量被冠状动脉血流带走。对于较低的流量，扩散传输增加，在流量为45 mL/（min·100 g）时，对流和扩散对心脏冷却的贡献大致相等[29]。

二、生理学和临床意义

1.层内冠状动脉血流

冠状动脉性心脏病（冠心病）是西方国家面临的一个主要问题，因此了解决定冠状动脉功能病理的因素具有极其重要的临床意义。

冠状动脉血流必须与心脏代谢相匹配，因此应随活动和运动而变化（图18.10）。在健康的机体中，冠状动脉血流是匹配的。自动调节确保了在压力变化期间，冠状动脉灌注流量保持不变，并随着代谢流量的增加而增加。当出现狭窄时，狭窄的远端压力可能过低，无法进行足够的灌注，这种情况首先出现在运动中，此时血流应该增加（见第5章）。心内膜下层的心脏缺血比心外膜下层更早出现的原因一部分是由于心脏收缩，另一部分是由于跨壁血管上的压降（图18.9）。

2.供需

虽然从解剖结构上看，舒张期的冠状动脉血管阻力在心内膜下层最小，但收缩仍然大大减少了这一层的血流，以至于灌注只发生在舒张期。因此，当血管系统扩张到其生理最大值时，灌注压和舒张期持续时间是血流的主要决定因素。这就导致了供求比（见第16章）。主动脉或左心室压力曲线收缩期下的面积是耗氧量指数，详见张力时间指数（见第16章）。舒张压曲线下的面积是对应的测量值。供需比似乎是心内膜下缺血的可接受指标[30]。在运动时，供需比大幅下降（图18.11）。

3.冠状动脉狭窄

冠状动脉狭窄在灌注方面的影响可通过冠状动脉血流储备、血流储备分数来量化。第5章讨论了血管狭窄对血流动力学的影响。

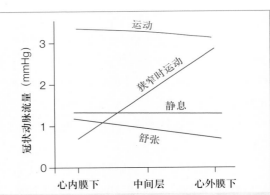

舒张期心内膜下层的平均流量比心外膜下层约高20%（绿线）。在休息期间，流量平均分布在不同的层上（蓝线）。在运动过程中，心外膜下的血流往往小于心内下的血流（紫线）。在存在轻度狭窄的运动中，冠状动脉心内膜下血流将不足（红线）。

图 18.10　心脏各层的血流分布

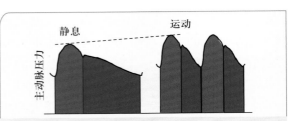

它们的比率被认为是衡量心肌、心内膜下、供需比的指标。在运动过程中，舒张期面积减少，收缩期面积增加。

图 18.11　收缩压（红色）和舒张压（绿色）时间区

参考文献

扫码查看

第19章 评估心室功能

章节概要

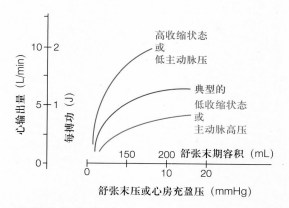

心室功能曲线将心输出量或每搏功与舒张末期心室容积、舒张末期心室压或心房充盈压关联起来。舒张末期容积可测量舒张末期肌肉长度，因此是首选变量，但在实践中充盈量通常用充盈压来表示，因为压力比舒张末期容积更容易测量（例如，肺毛细血管楔压作为心房灌注压的测量指标）。心输出量和每搏功都可作为因变量。心室功能曲线通常是在动脉负荷伴随着心室充盈和随后的心输出量增加而变化的情况下获得的。这意味着心室功能曲线的变化包含心脏和动脉的变化。因此心室功能曲线可以解释心脏和循环的体内调节，而不仅仅是反映心脏的特征，上图说明了这一点。Starling研究了狗的心肺，并在左心室加载了Starling阻尼装置，后者可在心脏射血期保持主动脉压力恒定，在此状态下心室功能曲线仅描述心脏特征。Frank研究的等容收缩没有等效的心室功能曲线，因为心脏并没有射血。我们可以根据压力−容积关系和心脏泵功能图来解释心室功能曲线。这样，在恒定的心率和心肌收缩力下，Frank-Starling机制将舒张末期心室容积与心输出量关联起来，就可以表征心脏，但心室功能曲线也受动脉负荷的影响。

一、概述

在完整生物体中，心室功能曲线通常表现为每搏输出量（或心输出量或每搏功）与心室充盈量之间的关系。如果用一个图来反映心室充盈量和心输出量之间的关系，我们就可以从压力−容积关系中推导出心室功能曲线。如果收缩期的主动脉压和心室压保持恒定（Starling实验），心输出量与舒张末期容积成正比（见第13章）。然而，在完整的生物体中，上述压力随着心输出量的增加而增加，这种压力的增加依赖神经、体液调节机制。如果心输出量变化太快，神经、体液调节机制尚未发挥作用，我们可获得一系列曲线：对于较大的心室充盈量，心输出量会增加，但较高的主动脉压和心室压部分抵消了心输出量的增加（图19.1）。因此，心室充盈量增加所致的心输出量增加，比动脉压保持恒定的假定情形（如Starlings实验）要小。这样我们看到心室功能曲线受心脏与动脉负荷的共同影响，以心室−动脉耦联为特征而不仅仅是表征心脏。因此，舒张期心室充盈量与心输出量之间的关系，比Frank和Starling最初的实验更难解释。

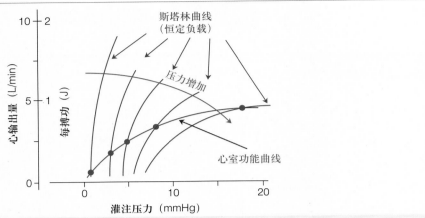

该功能曲线依赖于收缩期左心室的压力或更简单的主动脉压，因此是负荷依赖性的。蓝色的这组曲线，可以从Starling实验中得出，每条曲线都在恒定的主动脉压下得出。当存在实际动脉负荷时，充盈量的增加导致输出增加和压力增加，即较低的Starling曲线。

图 19.1　心室功能曲线反映左心室充盈压与心输出量之间的关系

在心脏超声技术应用之前，心室充盈压或舒张压比舒张末期容积更容易测定，因此心室功能曲线通常以心室充盈压和心输出量的形式呈现。由于舒张压–容积关系为非线性，通常以容积作为自变量时，该图比使用充盈压作自变量时更加线性。同时确定周向应变（circumferential strain）与心肌每搏功（见第14章），即可计算所谓的"前负荷补充搏功"（preload recruitable stroke work），并可被绘制成舒张末期应变（end-diastolic strain）的函数，得到近乎完美的线性关系[1]。

1.患者左心室整体收缩功能比较

因为患者之间的动脉压通常相似，收缩功能指数或收缩力主要由左心室腔容积的分布来决定。当收缩末期容积和舒张末期容积增加，而每搏输出量不变时，射血分数降低（因为EF = SV/EDV）。当血液被标记时，来自左心室的放射性计数与左心室容积成正比，因此多门控采集技术（multiple gated acquisitions，MUGA）是最好的评估方法，至少在理论上是这样。其他方法，如超声心动图和MRI，取决于对几何形状的假设。我们没有获得评估左心室总体收缩功能的侵入性测量方法。

2.患者心室整体功能的侵入性评估

左心室压力的最大上升速率（dP_{LV}/dt_{max}），可通过测量左心室压力来确定。左心室压力可用导管尖端压力计测量，并通过电子微分器来传递信号。该信号具有突出的正向最大值，后者是左心室整体收缩功能和收缩力的指标；还有一个突出的负向最大值（dP_{LV}/dt_{min}），这是一个负荷因变量，不能用来测量心室舒张。

作为肌肉功能的量度，dP_{LV}/dt与室壁应力σ有关，可由拉普拉斯定律计算得出（见第9章）。

$$\sigma = P_{LV} \cdot g_f$$

g_f是一个几何因子，考虑了（局部）曲率半径和室壁心肌厚度。根据链式法则，对时间求导，我们得到：

$$d\sigma/dt = g_f \cdot dP_{LV}/dt + P_{LV} \cdot dg_f/dt$$

这表明，在等容积的条件下确定dP_{LV}/dt_{max}非常重要，这样g_f可以假定为常数，即$dg_f/dt=0$，并且

$$dP_{LV}/dt=（1/g_f）\cdot d\sigma/dt$$

随着充盈量的变化，几何因子g_f将发生变化，限制其作为收缩力指数的使用。在低容量下，如开胸心脏手术时，dP_{LV}/dt_{max}的变化可由肌肉功能和充盈量的变化引起。在胸部闭合状态和导管室中，该几何因子通常不会改变，因此dP_{LV}/dt_{max}提供了有关心脏平均整体肌肉功能的有用信息。在非常大的心室容积下，因子g_f的增加甚至可能导致dP_{LV}/dt_{max}的降低。因此，dP_{LV}/dt_{max}只能用作导管室中反映心脏收缩力变化的一个方便的容积依赖性指标。在图19.2中，左侧的记录是在患者头部向上倾斜时获得的，右侧的记录是在患者头部向下倾斜时获得的。可以看出，由于心室容积的增加，左心室舒张末期压在右侧记录中较高，但dP_{LV}/dt_{max}保持不变[2]。

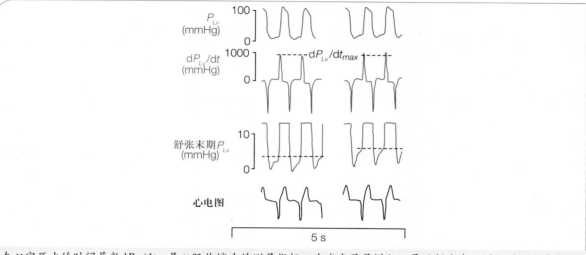

左心室压力的时间导数dP_{LV}/dt_{max}是心肌收缩力的测量指标。左室充盈量增加，导致舒张末压增加（斑点线），但不影响dP_{LV}/dt_{max}，因为该指数对正性肌力药物干预敏感，在这个范围内对容量变化不敏感。

图 19.2　左心室压力的时间导数
（ Adapted from ref.[2]，used by permission ）

3.dP_{LV}/dt_{max}、ESPVR和E_{max}评估整体收缩力的优缺点

评估心脏收缩力的理论"金标准"是ESPVR的斜率（图19.3），但在实践中，ESPVR通常只能通过侵入性操作获得，如心脏手术。容积变化是需要获取的，可通过部分地闭塞和开放腔静脉来获得。收缩力的增加对应ESPVR围绕V_d的"旋转"（见第13章）。只有在ESPVR呈直线时，斜率E_{max}才是可接受的收缩力指标。对于曲线关系，斜率取决于所选的压力。直线外推通常表现为容积轴上的负截距，实际上是不可能存在的。因此，在可以测量容积和压力的开胸实验中，应报告ESPVR，因为它提供的信息比E_{max}准确得多。

dP_{LV}/dt_{max}不适合比较患者的心肌收缩力[4]，因为它也是心肌收缩同步性的指标。图19.4显示，心电传导存在缺陷时，如束支传导阻滞或起搏位点异常，dP_{LV}/dt_{max}是不同的。一般来说，dP_{LV}/dt_{max}在窦性心律中最高（图19.4中最右边的点）。ESPVR也有同样的缺点。换句话说，这两个量并不能量化心肌收缩力，但可量化心脏整体泵功能。

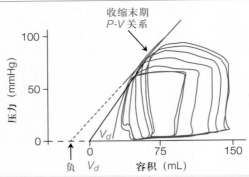

需要通过几个压力–容积环（最好随心脏充盈的变化而获得）来确定收缩末期压力–容积关系（红线）。假定为线性关系（蓝线，负截距），或使用单个环并假定为线性关系和零截距容积（黑线），这时的近似值可能导致不可接受的误差。

图 19.3　收缩末期压力–容积关系可测量心室整体功能

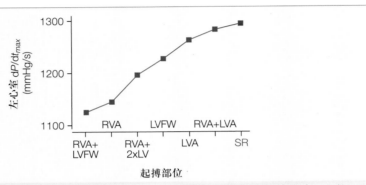

不同部位心室起搏期间的左心室dP/dt_{max}与其在窦性心律（sinus rhythm，SR）期间的值进行比较。RVA：右心室顶点；LVFW：左心室游离壁；LVA：左心室顶点；2xLV：无低压壁和顶点。

图 19.4　dP_{LV}/dt_{max}取决于起搏位点
（Redrawn from ref.[3]，used by permission）

4.患者心室整体功能的无创评估

根据定义，无创评估排除了导管尖端压力测定和电导导管体积测量等方法。一种较受欢迎的方法是用主动脉峰压（作为收缩末期左心室压力的指数）除以收缩末期容积（通过超声或MRI获得）来计算E_{max}。该方法除了假设ESPVR为线性外，还假设截距容量可以忽略不计。这些非侵入性方法都容易产生误差（见第17章）。

由于ESPVR的非线性，收缩力的评估变得复杂。如果在干预期间平均动脉压没有变化（动脉压受压力反射调节[5]），ESPVR的非线性不发挥作用，心室收缩末期压力则随着心肌收缩力的增加而向较小的容积端移动。如果动脉压发生变化，建议考虑平均动脉压的变化。可使用单纯血管收缩剂或血管扩张剂来复制平均动脉压的变化，进行平行比较。

5.左心室区域功能变化评估

收缩功能变量受心脏整体收缩力变化和局部心肌功能障碍的影响（如心肌梗死）。在后一种情况下，局部收缩功能具有重要临床意义，但不能像研究整体功能时采用ESPVR和dP_{LV}/dt_{max}那样以绝对的术语来研究。因此，实用的方法是研究局部室壁运动，来判断室壁运动是否受损，或者在某些情况下是否增强（如肥厚型心肌病）。功能失调的心肌可对正性肌力干预有反应，例如，期外收缩后增强作用或多巴酚丁胺输注，由此可显示心肌组织是否可塑，或者是否可通过再灌注来改善。在应激–超声检查和应激-MRI检查中就采用这种方法。

二、生理学和临床意义

心室功能曲线经常被用于证明治疗对心输出量的影响。

图19.5中给出了一个例子，显示心力衰竭和对照组中的心室功能曲线。同样，我们应该意识到这样一个事实，即心室功能曲线不仅反映心脏的差异，也包含动脉负荷的变化。

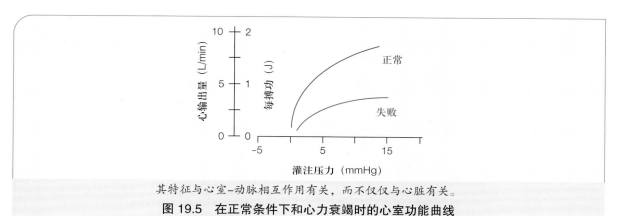

其特征与心室–动脉相互作用有关，而不仅仅与心脏有关。

图 19.5 在正常条件下和心力衰竭时的心室功能曲线

参考文献

扫码查看

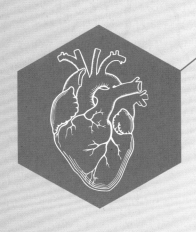

第二部分 动脉系统血流动力学

第20章 脉搏波的传播和速度

章节概要

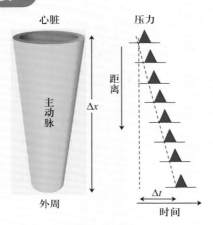

波速c的定义为：

$$c = \Delta x/\Delta t$$

波速是面积顺应性$C_A = \Delta A/\Delta P$、血管壁弹性模量E_{inc}、血管壁厚度h、血液密度ρ的函数：

$$c = \sqrt{A/\rho C_A}$$

（Newton-Young方程，又称Frank方程、Bramwell-Hill方程）

$$c = \sqrt{E_{mc}h/\rho D}$$

（Moens-Koeteweg方程）

　　心脏产生的波沿主动脉和大动脉传播。这些波可以是压力波、流量或速度波，也可以是直径波。所有波的波速相同。脉搏波通过的距离Δx与时间Δt的比值，即$\Delta x/\Delta t$，就是波速或脉搏波速度c。波速取决于血管大小和动脉壁的弹性。健康受试者的主动脉内的波速通常为4～5 m/s。当主动脉僵硬时，顺应性（C_A）降低、血管壁弹性模量（E_{inc}）升高，因此波速增快。当顺应性降低一半时，波速仅增加大约40%。外周动脉由于弹性模量较高、直径较小，所以波速高于中心动脉。

一、概述

　　心脏产生压力波和流量波。因为主动脉和大动脉（译者注：引流动脉，即主动脉、颈动脉、髂动脉、股动脉、肱动脉。参阅Greenwald SE. Ageing of the conduit arteries[J]. J Pathol，2007，211（2）：157-172；扩展阅读弹性贮器血管、弹性腔模型）具有弹性，所以压力波和流量波不是立即传播到外周，而是以一定的速度通过动脉树传播，这个速度就称为波速或脉搏波速度（c）。就像石头掉进湖里产生的波浪，它在湖面传播的速度取决于运动（波浪）通过的距离和耗费的时间。波在一定时间内行进的距离就是波速，见概要框附图。继续拿石头掉进湖里做类比，即使没有血流，也会出现波的传播，并且与血液流速无关。当石头掉进河里时，波叠加在水流上，向下游传播的波阵面要快于向上游传播的波阵面。这就是说，血流速度加快了波速。但由于血流速度（cm/s）远小于波速（m/s），通常忽略这种影响。

1.波速取决于血管顺应性

　　根据Moens-Korteweg方程，波速与血管壁成分的弹性模量相关：

$$c = \sqrt{\frac{h \cdot E_{inc}}{2 \cdot r_i \cdot \rho}} = \sqrt{\frac{h \cdot E_{inc}}{D \cdot \rho}}$$

　　其中，E_{inc}是增量弹性模量，ρ是血液密度，h是血管壁厚度，r_i和D是血管腔的半径和直径。

该方程虽然来自非黏性液体，但可以很好地近似于充满血液的大动脉。它也称为相速度，即在没有反射的管道中的波。根据Moens-Korteweg方程，Frank[1]、Bramwell和Hill[2]推导出了波速与顺应性相关的另一个公式：

$$c=\sqrt{A/\rho C_A}=\sqrt{V\Delta P/\Delta V\cdot\rho}=\sqrt{BM/\rho}=\sqrt{1/\rho\cdot K}$$

其中，A是管腔面积，$C_A=\Delta A/\Delta P$是面积顺应性，ρ是血液密度，BM和K是体积模量和膨胀率。牛顿和Young首先推导出该方程，Frank将其引入血流动力学研究，Bramwell和Hill将其写入西方文献。因此，它被命名为Newton-Young方程、Frank方程或Bramwell-Hill方程。

2.相速度和视相速度

相速度是由上述血管壁特性和血液密度单独决定的波速，也就是不包括反射的影响（见第21章）。当测量两个动脉压时，这些波包括了反射的影响，反射使公式更加复杂，得到的波速称为视波速度或视相速度。对相距Δx的两个波进行傅里叶分析（见附录1），可通过两个谐波之间的时间差（称为正弦波的相位滞后，$\Delta\varphi$）来获得每个谐波的波速。相位滞后$\Delta\varphi=2\pi\Delta t/T=2\pi f\Delta t$，其中$T$是一个周期的持续时间，是正弦波频率$f$的倒数。然后，计算每个谐波的视波速度$c_{app}$为：

$$c_{app,n}=\frac{2\pi\cdot\Delta x}{T_n\cdot\Delta\varphi_n}=\frac{2\pi\cdot f_n\cdot\Delta x}{\Delta\varphi_n}$$

其中，n表示第n个谐波。如果频率以Hz为单位，Δx以cm为单位，$\Delta\varphi$以弧度为单位，则c_{app}的单位是cm/s。视波速度包括了反射的影响，因此不是血管顺应性的良好指标。图20.1显示了视波速度作为频率的函数。在高频率时，视波速度接近真正的相速度，因为高频率时反射可忽略不计（见第23章）。

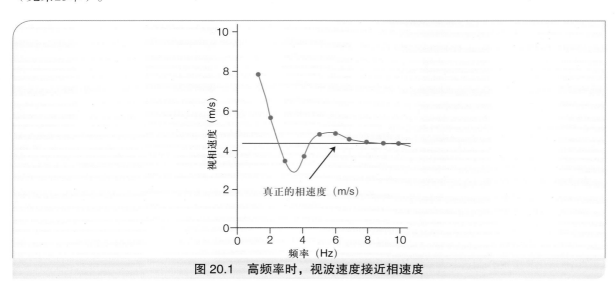

图 20.1 高频率时，视波速度接近相速度

通过波根部确定波速时（图20.2），所获数值接近高频率的视波速度，因此接近相速度。所以，可以使用概要框中的方程，计算血管壁材料的面积顺应性或增量弹性模量。波"顶"（收缩压）不能用于测量波速。

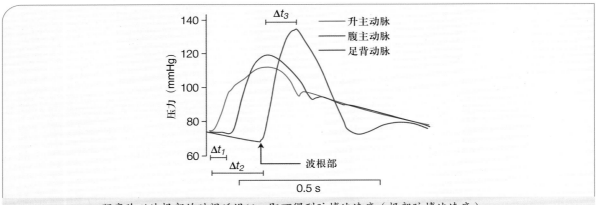

距离除以波根部的时间延迟(t)，即可得到脉搏波速度（根部脉搏波速度）。

图20.2 人体动脉树不同位置的压力波
（Adapted from ref.[3]，used by permission）

3.波速的测量方法

· 时间延迟或根部至根部方法（译者注：压力波根部定义为舒张期末、收缩期起始，即压力曲线开始上升的那一点。参阅柳兆荣，李惜惜. 血液动力学原理和方法[M]. 上海：复旦大学出版社，1997：181）计算波速。这是最直接的波速测量方法。根据压力波、直径波或血流速度波的根部在已知距离的两个部位之间传播所需的时间来计算波速。获得的根部至根部波速接近相速度，可用于推断血管顺应性。图20.2显示了在人体主动脉和下肢中，记录的压力波的实际时间延迟[3]。例如，升主动脉与胸主动脉之间的波根部延迟$\Delta t_1 = 0.056$ s，距离$\Delta x_1 = 0.25$ m。因此，近端主动脉波速等于0.25 m/0.056 s，即$c = 4.5$ m/s。从主动脉到下肢的平均波速为$\Delta x_2/\Delta t_2 = 1.25$ m/0.175 s，即$c = 7.1$ m/s。外周动脉管径较小，动脉壁相对较厚，并且较僵硬（Einc较高）。因此，根据Moens-Korteweg方程，它们的波速更高。但要注意，计算的主动脉至足背的波速，是波行进的整个动脉通路（主动脉、髂动脉、股动脉、腘动脉）的平均波速。上述示例使用了根部至根部方法，获得升主动脉至足背动脉的平均波速，根部至根部的时间延迟$\Delta t_2 = 0.175$ s。如果使用基于峰值收缩压的时间延迟（$\Delta t_3 = 0.102$ s，图20.2），计算的波速$c = 1.25$ m / 0.102 s = 12.3 m/s。这远高于根部至根部方法计算的$c = 7.1$ m/s。其原因包括扩张压高时动脉更僵硬，以及波反射对峰值收缩的影响。因此，普遍接受的时间延迟应通过波根部或早期波形的上升部分来计算，而不是通过收缩部分计算。

· 三压力法计算波速。通过测量相距几厘米的3个压力，可以考虑反射并得到相速度[4]，但这3个压力一般相差很小，误差较大。

· 时空导数法计算波速。对于没有反射的动脉，可使用压力的时间导数和空间导数计算波速[5]：$c = (\mathrm{d}P/\mathrm{d}t)/(\mathrm{d}P/\mathrm{d}x)$。

· 通过测量压力和直径计算波速。可以使用Newton-Young方程，根据管腔横截面积（$A = \pi D^2/4$）和面积顺应性（C_A）直接计算波速。分别使用超声和光电容积描记或张力测定法，同时测量管腔直径和压力。计算面积，即可获得横截面积–压力关系。根据顺应性和面积，使用Newton-Young方程，即可算出作为压力函数的波速。

·通过测量流量和面积计算波速。图20.3展示了该方法[6]，它并不常用，原因主要是过去不能无创测量流量和面积。但现在，MRI和超声技术能够进行这些无创测量。在时间Δt内，心脏射入主动脉的血容量为ΔV。通过在长度为Δx的血管中增加主动脉横截面积ΔA，射出的容量将"容纳"在主动脉内。波速是面积变化ΔA在主动脉内传播的速度，即$\Delta x/\Delta t$。主动脉内容纳的射血量为$\Delta V = \Delta A \cdot \Delta x$，即$\Delta x = \Delta V/\Delta A$，除以$\Delta t$，可得：

$$c = \frac{\Delta x}{\Delta t} = \frac{\Delta V}{\Delta t \cdot \Delta A}$$

或者，因为$\Delta V/\Delta t$等于流量ΔQ，可得：

$$c = \frac{\Delta Q}{\Delta A}$$

根据这种关系，如果向面积变化ΔA很小的僵硬动脉中射血，波速就会增加。

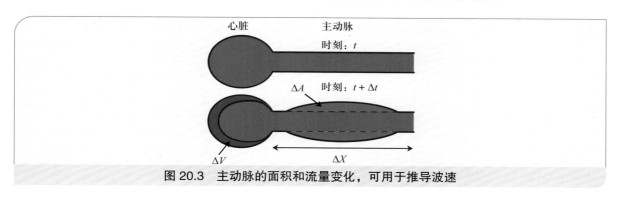

图 20.3　主动脉的面积和流量变化，可用于推导波速

二、生理学和临床意义

前文所述方程表明，如果已知动脉的几何形状（直径和壁厚度），就可以通过壁弹性（E_{inc}）和面积顺应性（C_A）获得波速，很好地评估大血管弹性。

1.时间延迟或根部至根部方法

无创测量颈动脉与髂动脉或股动脉之间的波速，可代表主动脉波速，评估主动脉弹性。这种无创方法常用于对高血压的研究。其局限性在于评估长度时，应考虑主动脉弓与颈动脉信号测量部位之间的距离。该方法不适用于升主动脉，因为其弹性变化可能较大。主动脉随年龄增长而逐渐曲折，导致低估长度，从而低估波速。

2.波速取决于压力

根据顺应性和面积，使用Newton-Young方程，可获得作为压力函数的波速，见图20.4。显然，由于动脉壁的非线性弹性特点，波速是压力的强函数。

3.波速取决于年龄

波速随着年龄增长而增加，见图20.5，其数据来自无动脉粥样硬化的正常人类受试者。从15岁到80岁，波速增加约2倍，顺应性降低至原来的1/4。主动脉僵硬度也随着年龄增长而增加，原因主要是脉压的反复周期性应力，造成弹性层逐渐变薄、磨损和断裂。

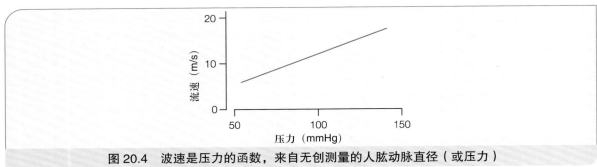

图 20.4 波速是压力的函数，来自无创测量的人肱动脉直径（或压力）

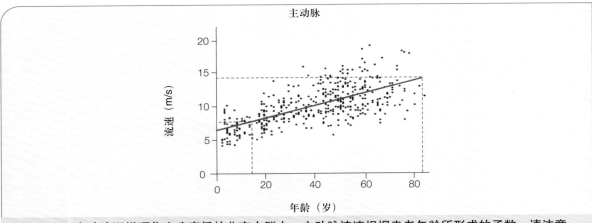

图 20.5 在动脉粥样硬化患病率低的北京人群中，主动脉波速根据患者年龄所形成的函数。请注意，波速增加近 2 倍时，顺应性相应降低至原来的 1/4
（From ref. [7]，used by permission）

　　虽然血管壁的所有成分都受到相同的脉压，进而受到相同的周期性拉伸，但主要是弹性蛋白不能快速地重新合成[8]。最终结果是胶原蛋白逐渐代替了弹性蛋白。主动脉更僵硬，意味着弹性腔功能降低、脉压升高（见第24章）。随后，脉压升高导致血管壁的额外磨损，造成更多的弹性蛋白分解。研究显示，脉压是比收缩压更好的心血管疾病死亡率和发病率指标[9]。

参考文献

扫码查看

第21章　动脉波的传播与反射

章节概要

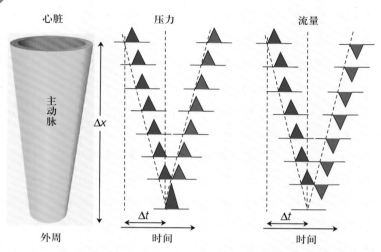

心脏　　　　　压力　　　　　流量

主动脉

Δx

外周　　　　　时间　　　　　时间

Δt　　　　Δt

　　动脉波本身，以及压力和流量的反射波共同构成了沿着主动脉和大动脉血管内传播的波动。基于压力波和流量波传播模型，脉搏沿着主动脉传导，并在这个假想容器的闭合末端形成反射。前向压力波和流量波是通过主动脉的特性阻抗而密切相关的（参见附录4）。大血管的特性阻抗是恒定和非频变的，这意味着前向压力波和流量波的波形是相同的。在反射点压力和流量都会出现反射，而反射的强度也是一致的。但是，在上述假想的封闭末端模型中，压力波的反射是竖直向上的，而流量波是倒立的，即与压力波方向相反。在末端不封闭的管道模型中，压力和流量波都是部分反射，但流量波仍始终与压力方向相反。这个基本原理适用于各种反射类型，也适用于心脏内发生的反射。反向行波反向传播回心脏，其速度与前向行波一致。前向行波和反向行波共同构成了实际测得的动脉波。如果没有反射存在，则实际测得的压力波和流量波波形一致。因此反射是压力波和流量波的波形在形态上不一致的原因。

一、概述

　　动脉波在血管网络的各个分叉和末端处发生反射，但实际的结果是最主要的反射发生在小动脉，即在相对较短距离形成大量分叉的外周动脉。由于动脉波在多个不同位置形成反射，并在随机的不同时间点回到近端主动脉，从而形成了所谓的弥漫反射波。此外，特别是对于人类而言，在远端腹主动脉存在一个特殊的反射位置。这种特殊反射的示例见图21.1。反射波回到心脏的时刻取决于反射位置的距离、动脉波速，以及动脉波反射的机制（反射系数的相位）。随着年龄和动脉波速的相应增加，老年人的动脉反射波可能会更快。

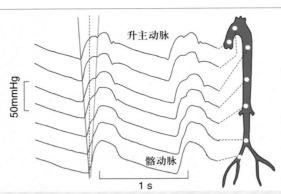

最低点可达外周动脉的时间逐渐延后，而相应的反射波（切迹点）折回心脏处。图中将各标记点连线以表明反射波在远端主动脉形成之后再折回心脏处。

图21.1 同步测量的人体主动脉压力波形
（Adapted from ref.[1]，used by permission）

反射波的量取决于反射系数，定义为正弦波反向和正向波模量或强度的比例，以及相位角。由于不同谐波的这一系数存在差异，反射系数的计算涉及傅里叶分析（见附录1）。压力和流量的反射系数模量是相同的，但其相位角则相差180°（"上下颠倒"，参见概要框附图）。近似而言，完全向后和向前的波形振幅之比可作为反射强度（reflection magnitude，RM）的测量值，计为反射指数（reflection index，RI）见第22章。反射波相对于前向波的强度与输入阻抗模量的振荡幅度有关（见第23章）。

反射的量还与增强指数（augmentation index，AI）相关（图21.2）。由于增强指数可通过无创方法测得，也不需要对信号进行校正，故曾经得到了广泛应用，如平面压力波测定法。但是增强指数不仅取决于反射波强度的大小，还受到其折回的时间影响。近来有研究表明，假定主动脉流速波和测量压力波为三角波形，则反射强度测量可不需要对压力和流量进行校正[2]。

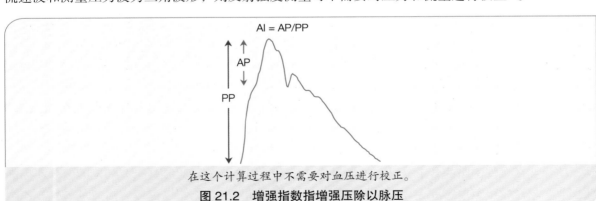

在这个计算过程中不需要对血压进行校正。

图21.2 增强指数指增强压除以脉压

反射波折回心脏的时间不仅取决于波速和反射点的距离，还取决于动脉波在反射点受到的干扰[3-4]。例如，在反射点，动脉波经反射后出现"异相"，从而产生了一段明显的位移。这种相位改变取决于血管特性，如特性阻抗和远端"负荷"动脉血管床的输入阻抗。这种相位改变可能还受到年龄和血管活性状态的影响。因此，我们不能假定反射波折回心脏的时间等于反射点的距离除以动脉波速，而且如果相位随着年龄发生改变，动脉波速也会受到反射系数相位角改变的反作用，折回时间也就不会缩短[5-6]。Pythoud等就此提出过一个参考解决方案，详见文献[7]。

二、生理学和临床意义

弥漫反射的量取决于外周血管床的血管活性状态。当血管收缩作用增强时，所谓的弥漫反射就会增强，而压力波和动脉波的波形差异会变得更为明显。举例见图21.3，并参见第22章。相反，在血管舒张条件下主动脉的压力和流量则更为接近：压力波形呈早期高峰型，与流量波形类似，常见于处于严重血管扩张状态的患者。当进行Valsalva动作时，胸主动脉和腹主动脉跨壁压下降[8]，进而导致主动脉顺应性改善，动脉波速减慢，动脉反射波在舒张期折回。总的效应是反射波在收缩期折回，且效应显著，从而导致收缩期主动脉压力波和流量波的波形相似（图21.3）。

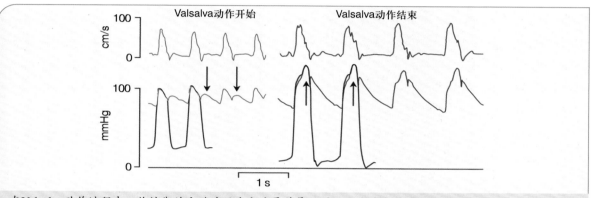

在Valsalva动作过程中，收缩期的主动脉压力和流量差异不明显，这是由于弥漫反射的强度下降，动脉波速降低，从而局部反射的折回延迟到舒张期。随着Valsalva动作的结束，反射波的折回出现在收缩期，因而压力波形和流量波形在形态上出现差异。

图21.3 Valsalva动作过程中动脉压和流量的差异

（Adapted from ref.[8], used by permission）

增加这一界面反射作用的研究见图21.4。当人为闭塞双侧髂动脉后，上述界面反射系数明显增大，从而增加了反向波，表现为相应的增强指数升高[1]。

对于高血压患者，动脉波速是增快的。阻力和相应的弥漫反射也是增加的。其结果是一个大的反射压力波在收缩期折回心脏，并使前向波增加，导致增强指数升高，脉压和收缩压也相应升高。反射流量波也增大，但与正向流量波叠加后导致净流量减少。

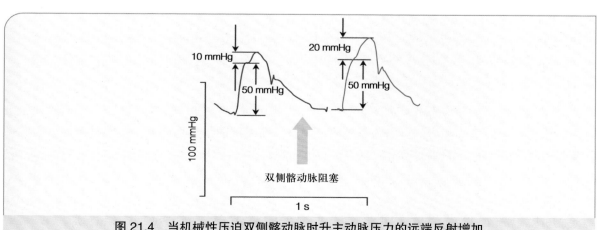

图21.4 当机械性压迫双侧髂动脉时升主动脉压力的远端反射增加

（Adapted from ref.[1], used by permission）

由于反射波增强并在收缩期折回，所谓的心肌供需比会受到负面影响（见第16章）。

反射波的强度和折回时间点同样具有重要意义，即增强指数不仅取决于反射波幅度，还取决于反射波折回的时间点（图21.5）。图21.6表明这种增强效果为负向或正向均有可能，这取决于反射波折回的时间点及其幅度。因此一个负的增强指数并不意味着负向反射，而且并不能仅仅基于增强指数来对反射的幅度进行估计。通过波形分析，以及前向波和后向波的计算可对反射波幅度和折回时间点进行较好的估计。

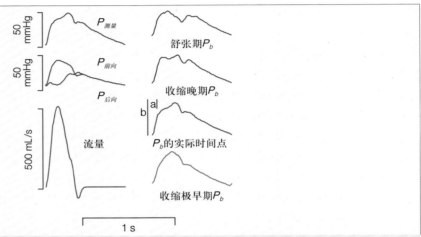

动脉压力波可以分成前向和后向两个组分（左图）。后向波在时相上发生位移，实际计算的是两者的总和。可以发现增强指数明显受到反射波（右图）的折回时间点影响。因此增强指数并不能用于定量评估反射波的强度。

图 21.5　增强指数（a/b）取决于反射强度和反射波的折回时间点
（Modified from ref.[2]，used by permission）

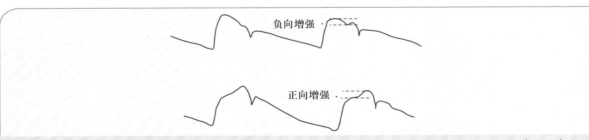

对于一个小的延迟期反向动脉波，其增强作用可能是负向的（上图，C型脉搏）。但是，反射并不是负向的。然而，一个大的早期反向动脉波，其增强作用则是正向的（下图，A型脉搏）。

图 21.6　C 型脉搏和 A 型脉搏

外周动脉的反射效应形成反向流量波，表现为测得的流量波反向，见图21.7。在血管扩张条件下，由于反射效应和相应的反向流量波明显减少，流量波的上述负向成分会明显削弱。因此平均流量会增大，而实际测得的流量波也不再有反向现象。

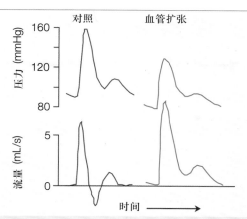

在血管扩张条件下，反射效应降低，负向血流也会消失（股动脉）。

图 21.7　因惯性和反射而在一个心动周期中出现的负向血流
（Adapted from ref.[9]，used by permission）

参考文献

扫码查看

第22章 波形分析

章节概要

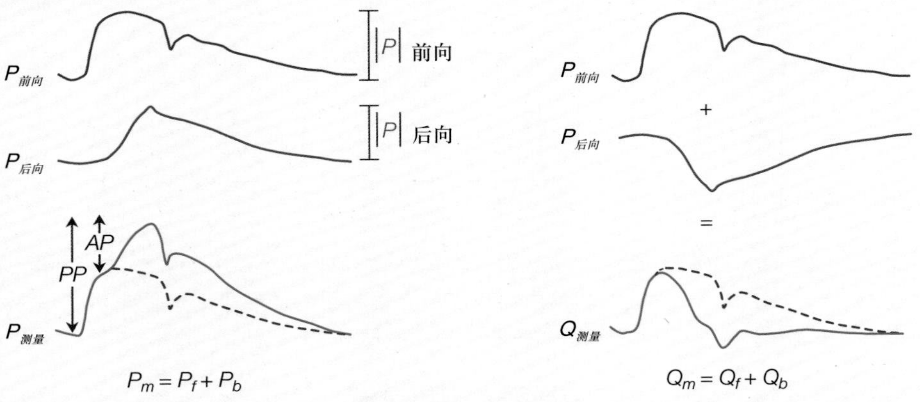

压力波和流量波都是复合波，包含一个向外周传播的波（前向行波）和一个向心脏传播的波（后向行波或反射波）。前向和后向行波叠加后形成了总的、测量得到的波。由下式可知，前向和后向的行波和流量波可基于测量出的压力波和流量波计算得到：

$$P_f = Z_c \cdot Q_f = (P_m + Z_c \cdot Q_m)/2 \text{和} P_b = -Z_c \cdot Q = (P_m - Z_c \cdot Q_m)/2$$

前向压力和流量的行波波形是相似的。后向压力和流量的行波波形也是相似的，并且与特性阻抗具有相关性。但反射流量波相对于后向压力波是反向的。反射波或反向行波的极性差异导致了实际测得的压力波和流量波波形之间的差异。将压力波和流量波分成前向行波和后向行波成分有助于对波的反射过程进行研究和分析。反射强度指后向行波和前向行波的波幅之比：$RM = |P_{后向}|/|P_{前向}|$，而反射指数为$RI = |P_{后向}|/（|P_{前向}| + |P_{后向}|）$。反射指数与增强指数类似，后者的定义为增强压（augmented pressure，AP）除以脉压（pulse pressure，PP），即AI = AP/PP。

一、概述

在动脉分支树的任一部位，测量得到的压力波和流量波都是由心脏向外周动脉传播的波（前向行波）和由外周动脉向心脏传播的波（后向行波）之和。由于后向行波是由前向行波在动脉反射点反射形成，因此也常被称为反射波。

波分离分析：前向行波和反向行波成分

举例示意见图22.1。如前所述，在任一动脉部位，测量得到的压力波和流量波（概要框附图，左图）都是前向行波和后向行波之和[1-2]，故可记为：

$$P_m = P_f + P_b$$

和

$$Q_m = Q_f + Q_b$$

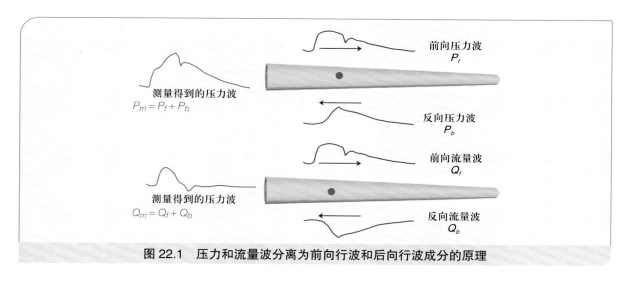

图 22.1　压力和流量波分离为前向行波和后向行波成分的原理

　　前向流量波和前向压力波因血管的局部特性阻抗而具有相关性，$P_f = Z_c \cdot Q_f$（Z_c的测定参见附录4和参考文献[1-3]）。

　　流量反射波和压力反射波同样因特性阻抗而具有相关性，$P_b = -Z_c \cdot Q_b$。负号是因经反射后流量上下颠倒，从而与压力呈反向关系（见第21章）。将Q_f和Q_b代入上式，可得：

$$P_f = Z_c \cdot Q_f = (P_m + Z_c \cdot Q_m)/2$$

和

$$P_b = -Z_c \cdot Q_b = (P_m + Z_c \cdot Q_m)/2$$

　　当特性阻抗Z_c为实数，即忽略血液黏度和血管壁黏弹性时，上述两式可用于简化计算。特别是在用于传导动脉时，这种近似是较为合理的，故Z_c可由下式计算得出：

$$Z_c = \rho \cdot c / A$$

　　其中，ρ为血液密度，c为局部脉搏波速度，而A是管腔横截面积。但是当管壁摩擦和黏弹性不能忽略时，如涉及小血管的研究时，尽管上述分析方法和计算公式仍然使用，但特征向量Z_c是一个复数。在这种情况下，应在频域进行上述分析，即对测量得到的压力波和流量波进行傅里叶分析（附录1），并应用上述关系对每个谐波和反傅里叶来重建波的时间函数。

　　推导出P_f和P_b后就可以计算得到反射波的反射强度和折回时间。反射波的强度可用反射强度评价，即反向行波和正向行波的振幅之比：$RM = P_b/P_f$。反射指数为反向波与正反向波叠加后的振幅之比：$RI = P_b/(P_f + P_b)$。其中反射指数可以和增强指数进行定性比较（参见概要框附图和图22.2）。波形分析需对压力和流量进行监测以计算得到P_f和P_b。反射波的折回时间可以通过测量波谷的位置进行计算（图22.2）。由于仅涉及相关数据的比值，在计算反射强度和反射指数时不需要对压力和流量进行校正[4]，而且如果假定（主动脉）波形呈三角形，则仅需要压力波形本身即可近似计算（"三角形法"）[4-5]。

　　增强指数由测量压力波形得到，并不需要进行波分离分析。虽然反射指数能够对（总的）反射强度进行很好的估计，但增强指数受到反射波波形、延迟和强度，以及前向行波波形等诸多因素影响，因而并不能对反射强度进行定量评估。在第21章我们指出，对于强度和波形相同的反向行波和前向行波，增强指数主要受两组波形间的延迟影响。

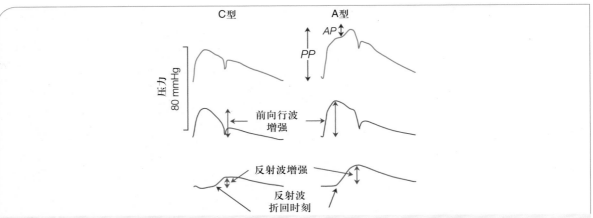

C 型脉搏代表年轻受试者，而 A 型脉搏代表老年受试者。增强压除以脉压即为增强指数，AI = AP/PP。

图 22.2 将主动脉压力波形（红线）分离为前向行波（蓝线）和反射波（或后向行波）（绿线）的分析过程

另一种在特定动脉位点对压力和流量进行分析的方法是关注波传播过程中的极小部分（dP 或 dQ）。这一方法称为波强度分析。应用"小波"方法并将压力波和流量波分离为前向行波和后向行波，同样可推导出反射过程的相关结果，与前述公式方法一致。

二、生理学和临床意义

通过将动脉压力波和流量波分离为前向行波和后向行波的分析方法能够对特定生理和病理条件下的波反射过程进行量化分析。图 22.2 为健康年轻受试者测得的主动脉压力波形，呈 C 型脉搏，以及老年受试者所测得的 A 型脉搏[1]。图 22.2 还标出了相应的前向行波和后向行波成分。在 C 型脉搏可见反射波的强度相对较小，大致为 12 mmHg。此外，反射波的上升段相对较晚，位于收缩期。其净效应是反射波对前向行波的叠加效应，并不会导致收缩晚期血压水平的明显升高。相反，对于老年受试者（图 22.2 右），可见反射波波幅明显扩大，其波峰同样位于收缩早期。反射波对前向行波的叠加作用导致收缩晚期出现了一个非常明显的波峰，收缩压也随之明显升高。A 型脉搏收缩晚期波峰是由动脉波反射（见第 21 章）导致的，与增强指数，即 AP/PP 存在相关性。我们在第 21 章曾讨论过增强指数应用的局限性，而前文所述的反射指数和反射强度能够更好地对反射波的强度和时序进行评估。

1.特性阻抗的实际测量

在实践工作中，大血管的特性阻抗可通过两种方法进行测定。第一种是对第四组和第十组谐波的输入阻抗模量取平均值（见第 23 章）。第二种是测量主动脉压力波和流量波的波形在射血初期的斜率，即 ΔP 和 ΔQ，并计算它们的比值：$Z_c = (\Delta P/\Delta t)/(\Delta Q/\Delta t)$[3]。两种方法（见附录 4）的原理是特性阻抗的本质是一种压力–流量关系，而与反射过程无关。反射作用在收缩早期占比较小，且位于高频段（见第 23 章）。

2.血管床及其血管活性状态决定了反射作用

肺循环的波反射效应低于体循环动脉树的效应[8]。主动脉的压力波和流量波，以及肺主动脉压力波和流量波，均可分离为其相应的前向和后向成分（图 22.3）。当体循环血管床扩张时，如在硝普钠作用下，反射作用会明显降低，而当肺动脉系统血管收缩时，如在五羟色胺作用下，反射作用则会增强。值得注意的是，当反射强度下降时，压力波和流量波的波形态趋于接近，而当反射增强时则相反。

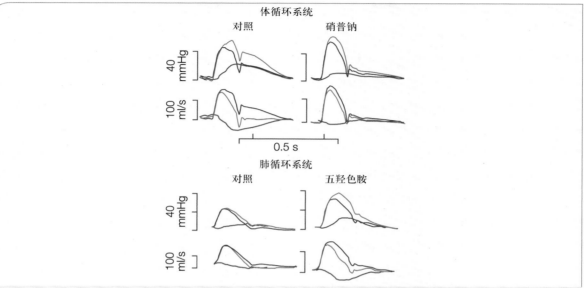

红线、蓝线和绿线分别对应于测量波、前向行波和后向行波。在血管扩张和血管收缩药物作用下后向行波分别表现出减弱和增强效应。

图 22.3　主动脉和肺主动脉的压力波和流量波可分解为其相应的前向和后向成分
（Adapted from ref. [8]，used by permission）

参考文献

扫码查看

第23章 动脉输入阻抗

章节概要

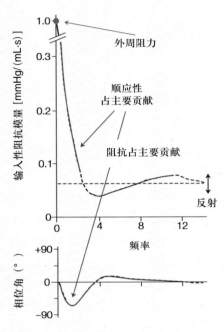

外周阻力

顺应性
占主要贡献

阻抗占主要贡献

反射

频率

输入阻抗可对动脉系统做出完整和综合的评价。这里给出了人体体循环动脉树的输入阻抗示意图。平均动−静脉压降与平均流量之比即为总血管阻力，也称外周血管阻力（R_p）。基于压力和流量的波形还可了解动脉系统的振荡特性。为此需要进行傅里叶分析（参见附录1），得到压力和流量的正弦波曲线。计算出阻抗的模量和相位角后（应用欧姆定律），可得到压力和流量的正弦波振幅比和相位差。上图中阻抗模量和相位是频率的函数，其原点代表频率为0时，体循环血管阻力为0。对于中间频段，模量迅速下降，相位角为负值。这提示（总）动脉顺应性（C）是主要作用因素。对于高频段，模量接近一个常量，而相位角接近0°。这提示主动脉特征阻抗Z_c，对于大血管是一个实数值，是主要作用因素。因此三个值R_p、C和Z_c可共同对输入阻抗进行估计。如果动脉系统不存在反射过程，则输入阻抗等于动脉特征阻抗，而压力和流量的波形一致（见第21章）。在低频段，反射过程主要发生在外周动脉，大量的"弥漫反射"导致阻抗较高。在高频段，局部的"界面反射"产生重要的作用，并决定特性阻抗中阻抗振荡的性质。

一、概述

1.阻抗的定义

阻抗指在线性系统中，正弦或振荡信号的压力差和流量的关系。阻抗是系统的一种整体性质，是基于搏动压差和搏动血流进行傅里叶分析后计算得到的。相反，如果已知阻抗，则基于流量可计算得到相应的压力，反之亦然。体循环动脉和肺循环动脉输入阻抗分别是体循环和肺循环动脉树的整体性质。器官系统的输入阻抗也可以相应推导得出。有关径向、横向和特性阻抗的讨论详见附录3。

2.输入阻抗的推导

输入阻抗（Z_{in}）的计算过程同时需要压力和流量的平均值和搏动数值。由于计算过程只能处理正弦信号，我们需要对主动脉压和流量进行傅里叶分析。傅里叶分析方法的具体细节和局限性详见附录1。阻抗计算的依据是欧姆定律。对于每组压力和流量的正弦波（如谐波），我们应首先计算其振幅比和两者的相位差。应用欧姆定律计算阻抗和外周阻力需要系统处于稳态、非时变和线性状态。这意味着动脉系统不能是时变的，即血管张力应保持不变，且压力和流量是线性关系，即压力正弦波对应于流量正弦波。对于时变系统，阻抗的计算过程并不能得出有意义的结果。例如，在冠脉循环中，阻力和动脉顺应性随心动周期持续变化，使用傅里叶分析方法基于压力和流量计算阻抗的方法就无法得出有意义的结果。对于非线性系统，阻抗的计算同样不能得出有意义的结果。如基于心室压力和主动脉血流计算"阻抗"，由于主动脉瓣导致系统非线性，计算结果并不可靠。动脉系统并非完美线性，但压力和流量随心动周期的变化很小，能够近似认为系统呈线性，而推导出的阻抗也是有意义的。非线性导致的输入阻抗数据散布情况见图23.1[1-2]。

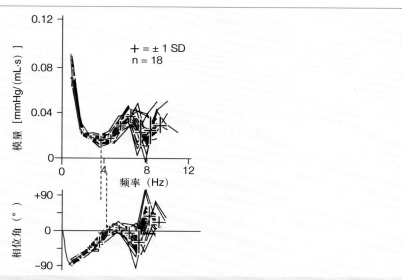

输入阻抗（A型脉搏）的数据散布，部分是由于压力和流量信号的噪声导致的，特别是影响高次谐波的小振幅。动脉系统的非线性特征也对数据散布有影响。蓝线为平均值。垂直虚线提示最小模量和零相位角并不对应同一频率，这一现象提示，真实、"同相"反射过程和单管道模型并不能很好地模拟整个动脉树系统。

图 23.1　相位角与模量在脉搏不同频率下的关系
（From ref.[1]，used by permission）

3.局限性

线性和时变特性的局限性还对外周阻力的计算有所影响。平均主动脉压除以平均主动脉流量，仅仅在整个测量时间段外周阻力都不发生变化时才能反映外周阻力。此外，由于瓣膜的存在改变了系统的线性特性，平均左心室压除以平均主动脉流量并不能得出有意义的结果。

傅里叶分析及输入阻抗的相关计算仅能在心率的整倍数，即倍频谐波上给出结果（见附录1）。将心脏控制在不同的起搏心率可以提高频率方向上的分辨率。

由于高频信号所携带的信息很少，高频谐波容易受噪声干扰，因而高频段测得的阻抗数据散布也就更为明显。这一局限性可以通过分析多个心动周期并取平均值的方法得到部分改善。例如，可以通过取一整个呼吸周期（稳态振荡），或连续分析多个脉搏的方法（图23.1）来取阻抗平均值[1]。

体循环系统中静脉压一般是可以忽略的（见第6章），因此基于主动脉压力的傅里叶分析方法能够对输入阻抗做出足够精确的估测，但在肺循环系统中静脉压不能忽略。

4.血流动力学参数

附录2对基本血流动力学参数进行了讨论。所谓阻器能将压力和流量正弦波保持同相，即相位角为0°。顺应性会导致流量较压力领先，表示为阻抗相位角-90°。惯性则会导致流量延后，表示为阻抗相位+90°。在顺应性不变时，阻抗模量与频率呈负相关，表示为$1/\omega C$，而在惯性不变时，与频率呈正相关，表示为ωL。附录4对特性阻抗进行了讨论。研究表明，如主动脉等大动脉的特性阻抗，质量效应和顺应性效应交互作用的结果表现为压力和流量的正弦波是同相的，且其比值恒定。因此特性阻抗的相位角为0°，其模量为常量，且与频率无关，表示为 $Z_c = \sqrt{Z_I'Z_I'} = \sqrt{L'/C_A} = \sqrt{\rho\Delta P/(\Delta A \cdot A)}$。这意味着压力和流量的振幅比在任何频率下都是相同的，且相位角为0°。因此对于大血管而言特性阻抗更像是阻力，因此也常被称为特征阻抗，符合阻器模型，但特性阻抗为0的情况并不存在，也不会消耗任何能量，因此在使用阻器作为特性阻抗的模型时应时刻记住上述局限性。

5.关于输入阻抗的解释

尽管输入阻抗能够全面描述动脉系统，但其实际应用是有局限性的。

Windkessel模型：概要框中有关阻抗的描述介绍了关于输入阻抗的3个重要参数，这3个重要参数构成了Windkessel模型的基础（见第24章）。最初的二元Windkessel模型是由Frank提出的，包括外周阻力（R_p）和总动脉顺应性（C）两个参数。随着20世纪60年代提出的输入阻抗概念，主动脉特性阻抗（Z_c）作为第三个参数被引入到Windkessel模型[3]。但需要注意的是，当使用阻器模型模拟特性阻抗时，平均动脉压除以平均流量结果是$R_p + R_c$，但实际上应该只有R_p部分。尽管这一误差对于R_c只占R_p约7%的体循环而言并不显著，但在使用三室Windkessel模型估算总动脉顺应性时会导致更多的错误。为纠正上述缺陷，第四个参数，总动脉惯性（见第24章）将被引入[4]。

波的传播：在波的传播过程中我们可以对阻抗做相关解释，即在一个无反射系统中输入阻抗等于主动脉特性阻抗；反过来说，输入阻抗和特性阻抗差异的出现都是由于反射导致的。在低频域，这些最终折回近端主动脉的反射主要出现在动脉分叉处，以及其他一些主要分布在外周动脉的不连续部分，如在较短距离出现较多分叉的部位。弥漫反射波的特点是其阻抗与主动脉特性阻抗明显不同。在高频域，由于其波长远低于动脉系统长度，反射波异相并相互抵消，使得动脉系统近似于无反射状态。此外，阻尼效应在高频域更为显著，也造成了反射回波较少。因此，在高频域输入阻抗与特性阻抗近似，即模量相等时，相位角接近0°。阻抗模量在特性阻抗附近的振荡，以及相位角的振荡，都是由界面反射所导致的。有人认为人体内的这些反射过程可能出现在主动脉分叉处或肾动脉水平。这种观点将其视作界面反射点，其反射过程导致了收缩压波形中折点的出现，并产生提高压力的效应（A型脉搏，见第22章）。后向行波和前向行波幅度之比与弹性模量的振荡幅度相关[1]。

6.动脉系统的有效长度

阻抗模量最小值和相位角过零轴点所对应的频率常被用于估算动脉系统的"有效长度"。动脉系统的有效长度是一个概念性的描述，旨在测量升主动脉到发出最主要反射的位置之间的距离。在这一概念中将动脉系统中的主动脉简化为单管，外周阻力简化为远端单个阻器，从而建立模型。在此基础上容易理解和推导有效长度的概念。由于主动脉特性阻抗（而非相位角）是一个实数，反射系数同样是一个实数。假设一组正弦压力和流量波形，其波长为主动脉长度的4倍。当前向压力波传播了1/4波长的距离到达管路末端，并再次传播了1/4波长的距离折回心脏时，压力的前向波和反射波相位相差180°，因此相互抵消，即实际测得的压力波形振幅接近0，流量波也是如此，但区别是流量波经过反射后相位相差180°（见第21章）。因此，流量的前向波和反射波相位相差360°：其中反射过程导到了180°，传播半个波长距离导致了另外180°。这意味着前向流量波和后向流量波是同相的，而测得流量约是前向波或后向波的2倍。因此，在特定频率下，上述长度是波长1/4的模型系统，其压力接近0，而波长是放大的，相应的输入阻抗模量较小，而相位角为0°。这也称为1/4波长原理。

定量上，我们对上述现象可做如下解释。波速（c）等于波长（λ）乘以频率（f），即$c = \lambda \cdot f$。当管长为1/4波长，$l = \lambda/4$，且阻抗最小值对应的频率$f = c/\lambda$或$f = c/(4 \cdot l)$，即$l = c/(4 \cdot f)$。当主动脉内波速为6 m/s，阻抗模量最小值或相位过零轴对应的频率为4 Hz时，有效长度等于$600/(4 \cdot 4) \approx 38$ cm。但是，上述单管假设过于简单，常常是不切实际的。当反射系数不真实时，即当压力和流量波的相位在反射点发生变化时，可能会导致上述计算得到的有效长度甚至长于动脉系统[5]。当阻抗模量最小值和相位角过零轴点对应的频率不一致时，上述关于动脉系统简化为单管和外周阻力的假定可能会不再成立。由于界面反射系数不是数学意义上的实变量，因此反射波折回心脏的时间不仅取决于波速和界面反射点的距离，还取决于反射系数的相位角[6]。

7.外功

心脏产生的功等于$(l/T) \cdot \int P(t) \cdot d(t)$，即心动周期T上的积分（实际上是射血期，因为其余时段流量接近0），称为总外功。平均主动脉压力乘以心输出量可得平均功率（参见第15章）。其波动差称为振荡或波动功率，约占总功率的15%。通过输入阻抗的方法也可以计算功率。基于欧姆定律，平均功率等于$CO^2 \cdot R_P$。对于每一组谐波（n），基于流量Q_n和Z_{in}，n分别计算振荡功率，求和得到：$\sum Q_n^2 \cdot |Z_{in, n}| \cos\Phi_n$，其中$|Z_{in, n}|$为阻抗模量，$\Phi_n$是阻抗相位角。平均功率和振荡功率之和等于总功率。有观点认为寻找输入阻抗模量最小值应考虑心率的影响，这样才能取得功率的最小值，但我们认为并非模量本身，而是输入模量的实部（模量乘以相位角的余弦值）决定了功率，而实部常常没有明确的最小值。

8.脉冲响应

从概念上来说，压力和流量是时间的函数，而输入阻抗却表示为频率的函数，这一点令人十分不解。实际上，在时域上是存在对动脉系统的特征性描述的，即所谓的脉冲响应函数，定义为流量脉冲所导致的压力。这里的脉冲是指短暂的持续流量，所谓短暂是相对于动脉系统内的所有传播和特征性时间尺度而言，一般持续时间为1~5 ms。由于脉冲曲线的高度单位为mL/s，而持续时间的单位为s，则脉冲的曲线下面积为mL。脉冲导致的压力响应按照脉冲容积和脉冲响应标化后的单位是mmHg/mL。基于测得的压力和流量计算脉冲响应函数的方法虽复杂，但思路比较直接[7]。当测得的流量分解为很多的短脉冲后，将脉冲相应适当叠加后即可得到压力对时间的函数关系。

输入阻抗和脉冲响应函数构成了"傅里叶对"。对脉冲响应函数进行傅里叶分析可得输入阻抗，而对输入阻抗进行逆变可得到脉冲响应函数[7]。

如果脉冲响应相对于时变系统的时间常数来说持续时间很短，则可基于脉冲响应得到系统对于时间的函数关系描述。例如，如果脉冲响应的持续时间短于100 ms，而待测系统的典型时间尺度为数百毫秒，则该系统可使用脉冲响应方法进行描述。基于上述方法，可以对冠脉系统在收缩期和舒张期的输入阻抗进行计算[8]。

二、生理学和临床意义

如前所述，输入阻抗的推导计算需要对压力波和流量波进行复杂的分析，而数据结果有一定的散布（图23.1），对结果进行解释也需要建模。因此，常规临床应用较少，但是，在人体和哺乳动物计算得到的阻抗大大推进了人们对动脉功能的认识。例如，动脉系统的输入阻抗按外周阻力标化后，在不同种类的哺乳动物间相差很小[9]。这在一定程度上解释了为何主动脉压力和流量在不同哺乳动物间的波形很接近（见第30章）。

动脉系统可基于Windkessel模型和分布式模型进行描述。描述输入阻抗的主要动脉参数包括外周阻力、总动脉顺应性和主动脉特性阻抗（概要框附图）。如果给出3个Windkessel模型参数则很容易分析动脉系统功能。凭借现代计算机技术可以很快计算得到Windkessel模型参数，并给出直观的结果。例如，可以直接得到总动脉顺应性的变化，而以往其在阻抗曲线上的变化并不显著，阻抗的计算也较为复杂，但现在都可以避免。

在波传播方面，与阻抗方法相比，前向行波和后向行波分析方法能够更好地对压力波和流量波进行分析（见第22章）。后向行波和前向行波的振幅之比与阻抗模量围绕特性阻抗进行振荡相关。

1.老年和年轻受试者的特征压力波形

从图23.2和图23.3可以明显看到，尽管心脏和动脉负荷的交互作用产生了压力波和流量波，但动脉系统才是压力波形特点的主要决定因素，因此与输入阻抗具有相关性。

反射过程越强烈，压力波和流量波的波形差异也就越大，相应地，由主动脉特性阻抗推导得出的输入阻抗也就相差越大（A型脉搏）。

2.反射的变化

在图23.3（左侧）中我们可以发现，在Valsalva动作时主动脉压波形与主动脉流量波形接近[10]。在Valsalva动作过程中主动脉和腹腔内压力升高。主动脉跨壁压下降，顺应性增加，导致脉搏波流速下降。因此，反射波速度减慢，并在心动周期末期，即舒张期折回。反射作用的强度也可能降低。这一结果导致动脉系统的反射作用几乎消失。压力波和流量波波形相似，而输入阻抗接近主动脉特性阻抗。当Valsalva动作结束后，心脏充盈和跨壁压增加，心输出量和脉搏波速随之增加，而反射波在收缩期折回，压力水平明显增强（图23.3右侧）。

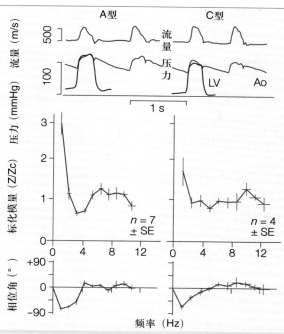

老年受试者呈A型脉搏，表现为较高的脉搏波速度，界面反射在收缩期折回，并对压力波形起增强作用。阻抗围绕特性阻抗进行振荡。年轻受试者呈C型脉搏，表现为较弱的反射作用，并在舒张期折回。阻抗振荡不明显。

图 23.2　脉搏类型与输入阻抗的关系
（Adapted from ref. [1]，used by permission）

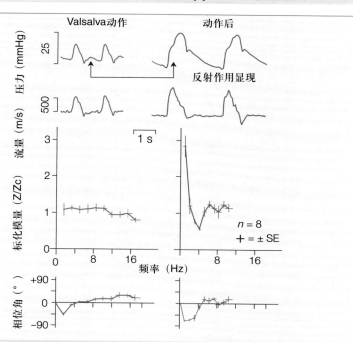

较低的跨壁压改善了动脉顺应性，并降低了脉搏波流速。反射作用减弱并随后在舒张期折回。当压力和流量波彼此叠加后出现了一个反射作用几近消失的状态，此时输入阻抗接近主动脉特性阻抗。在动作结束后上述表现逆转，反射波在收缩期折回且效应明显。

图 23.3　Valsalva 动作增加了胸腔内压和腹腔内压
（Adapted from ref. [10]，used by permission）

3.高血压

在图23.4中我们可以看到收缩期高血压和以输入阻抗为代表的动脉系统变化之间的相关性。随着年龄的增长，收缩压会增加，而舒张压会一定程度地下降。动脉系统随年龄增长而发生的改变主要是动脉顺应性下降。顺应性下降可以在阻抗曲线上发现模量随着频率增加而以相对较慢的速度降低，并且特性阻抗增加。脉搏波速也会相应增加，因此在腹主动脉下段水平发生的反射波折回心脏的时间缩短，从而对升主动脉压力波产生增强作用。总的结果是阻抗围绕特性阻抗的振荡和脉压差扩大，且外周阻力也会轻度增加，并导致平均压一定程度的升高。

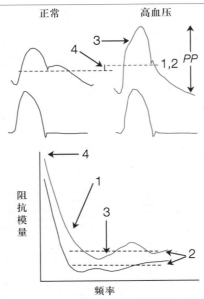

高血压状态下外周阻力和相应的平均压升高（4）。顺应性下降导致脉压扩大，阻抗模量随着频率以相对较慢的速度下降（1），特性阻抗增加（2）。反射作用增加，阻抗围绕特性阻抗的振荡扩大（3），动脉波增强（3）。

图 23.4 阻抗模量与频率的关系
（Adapted from ref.[11]，used by permission）

参考文献

扫码查看

第24章　动脉Windkessel模型

章节概要

Windkessel（弹性贮器）模型和动脉系统的关系可用消防车做一类比。外周阻力是全部动脉、小动脉和毛细血管的阻力总和。总动脉顺应性是所有动脉（主要是传导动脉）的顺应性总和。Windkessel模型有助于我们理解动脉系统的运行机制，可用于离体心脏研究中调整实际负荷，可用于建模，也可作为估测动脉系统参数的理论基础。经授权引自参考文献[1]。

一、概述

图24.1展示了三元Windkessel模型在评估心脏负荷过程中的应用。基于这一（水力）模型作为实际心脏负荷时所测得的心室压力、主动脉压力及主动脉流量与活体研究测得的结果是一致的。三元Windkessel模型见图24.2。1899年，Otto Frank提出了最初的二元Windkessel模型，并广为人知。其推导出，当流量为0时，舒张压在升主动脉的衰减现象可以用对数曲线描述。时间常数τ定义为压力降至初始压力的37%所需的时间，等于外周阻力（R_p）乘以总动脉顺应性（C），即$\tau = R_pC$。阻力越大，血流离开体系的速度越慢，即血液越多地存留在具有顺应性的传导血管内，相应的时间常数也就越大。同样，顺应性越好，则存留的血液越多，时间常数也就越大。Frank的目的是从主动脉压力推导出心输出量。通过测量主动脉全程（颈动脉到股动脉）上的脉搏波速，以及平均横截面积，便可基于Newton-Young公式（见第20章）估测出面积顺应性（C_A）。如果还已知主动脉长度，则可计算出容积顺应性（C）。基于τ和C，则可由公式$R_p = \tau/C$计算出外周阻力。基于平均压和阻力，使用欧姆定律则可计算出平均流量。上述分析过程中假设主动脉是顺应性的唯一来源，而忽略了小的传导血管顺应性，导致引入了一定的误差。随着测量搏动流量和计算动脉输入阻抗成为可能（见第23章），二元Windkessel模型的缺陷也就逐渐显现出来。

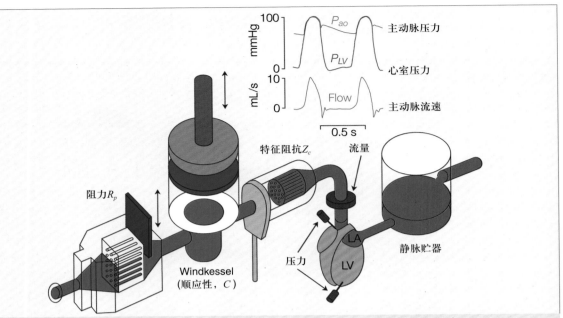

三元 Windkessel 模型是一个模拟整个体循环动脉树和心脏负荷的总体模型。它的 3 个参数具有相应的生理学意义（见第 23 章）。外周阻力等于所有小动脉、微动脉和毛细血管的阻力之和。动脉总顺应性是所有动脉顺应性的总和，主要位于传导动脉，其大部分源于（近端）主动脉。近端主动脉特性阻抗（Z_c）通过主动脉横断面积（A）与脉搏波速度（c）相关，即 $Z_c = \rho \cdot c \cdot A$，从而构成了 Windkessel 模型与传递线性模型的联系。当该模型用于模拟离体心脏负荷时，该心脏与人工动脉树产生的压力和流量与完整的动物一致（图 24.1）。

图 24.1　三元 Windkessel 模型

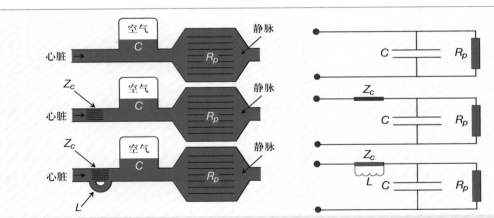

二元 Windkessel（Frank）包含总外周阻力（R）和总动脉顺应性（C）。三元 Windkessel 包含主动脉特性阻抗（Z_c）。四元 Windkessel 包含总动脉惯性，在极低频域发挥作用。这第四个元素还解决了特性阻抗存在的问题，虽然有维度阻力却并非一个真正的阻器，因此，在三元 Windkessel 模型中平均压力除以平均流量等于 $Z_c + R$，而不是 R。

图 24.2　三元 Windkessel 模型：液压版（左图）和电动版（右图）
（Adapted from ref.[1]，used by permission）

三元Windkessel模型是在Frank二元Windkessel的基础上，增加了特性阻抗参数而形成的[2]。输入阻抗的计算过程表明，在高频段，阻抗模量为常数，相位角接近0°（见第23章）。这与二元Windkessel模型的阻抗并不一致，后者在高频段为一个逐渐降低的模量，而相位角接近-90°（图24.3）。从波传播和反射的研究观点出发，易推断出高频段在近段主动脉形成的反射被抵消，从而形成了一个无反射主动脉，而其输入阻抗等于特性阻抗（见第22章）。换句话说，在高频段近段主动脉的输入阻抗等于特性阻抗。主动脉特性阻抗是一个实数，其模量恒定为 $Z_c = \sqrt{\rho \Delta P/(\Delta A \cdot A)}$，其相位角为0°（见附录4）。这个特点也恰恰是阻力的特征。因此，常常用阻器的概念来模拟近端主动脉的特性阻抗。Windkessel模型引入特性阻抗或特征阻力，作为第三个元素后，可看作集中模型和线性传递模型之间的一个过渡，但与阻器不同的是，特性阻抗仅仅存在于振荡压力和流量，并不会产生能量耗散（见第23章）。

用阻器对特性阻抗进行模拟还导致在低频域出现了一系列问题。例如当基于三元Windkessel模型通过主动脉压和流量计算总动脉顺应性时，顺应性结果常常是被高估的。

因此，Windkessel模型引入了第四个参数以解决用阻器模拟特性阻抗所带来的不一致问题[3]。这个新的四元Windkessel模型见图24.2，其输入阻抗见图24.3。有研究证实，惯性参数与动脉系统的总惯性相等。基于上述四元Windkessel模型，可以通过压力和流量较为准确地估计总动脉顺应性。

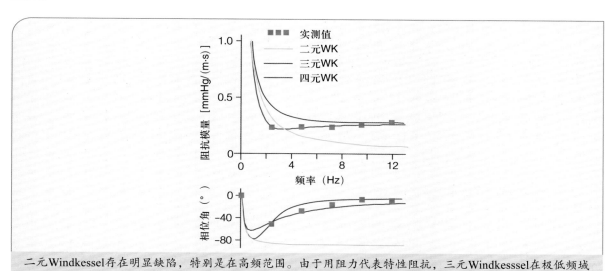

二元Windkessel存在明显缺陷，特别是在高频范围。由于用阻力代表特性阻抗，三元Windkesssel在极低频域不太准确。

图 24.3　将二元、三元、四元 Windkesssel 模型的输入阻抗与实测输入阻抗进行比较

总的来说，特性阻抗将波传播的概念引入了Windkessel模型，从而在高频域有效改善了模型的表现。总动脉惯性则改善了Windkessel模型在极低频域的效能[2-3]。

当舒张期流量为0时，从瓣膜关闭后，在较短时间（约为心动周期的10%）内开始的主动脉压下降过程可以用衰减时间进行描述（图24.4），后者在三种Windkessel模型中都等于R_pC。Windkessel模型只能模拟整个动脉系统，或子系统，在其开口处的表现。由于这一粗略描述是面向整个动脉系统的，因此，模型所给出的压力意义有限。例如，在特性阻抗远端测得的压力，并不能反映更远端动脉系统的压力。

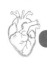

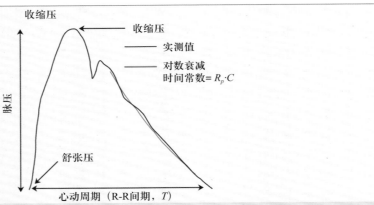

Windkessel模型是在舒张期流量降至0时，对主动脉压力的对数这一衰减过程的预测结果。这一衰减过程可以用衰减时间，即$R_p \cdot C$进行描述，其中R_p为外周阻力，而C为总动脉顺应性。衰减函数为$P(t)=P_0 \cdot e^{-t/RpC}$。

图24.4　心动周期与脉压的关系图

1.动脉树如何简化为Windkessel模型

在极低频域，波长会非常长，甚至超过动脉系统的尺度。这意味着所有的压力变化都几乎同时发生，而系统可简化为二元Windkessel模型。在极高频域下，波长则很短，不同的反射点发出的反射波在随机不同的时间点折回，从而相互抵消。对于反射过程而言，Windkessel模型只考虑漫反射，而对界面反射无效（参见第21章）。

2.其他近似模型

其他近似模型一般是在部分Windkessel模型基础上引入了更多参数，或并非完全理想的管道模型。Windkessel模型的新参数可涉及线性传播模型，但常常也就失去了其生理意义。管道模型包括在单管道模型基础上再连接一个阻器或Windkessel模型。两个管模型包括并联或串联连接的两个管道模型（见第25章）。Windkessel模型并不涉及波传播过程，而后者却可存在于管道模型中，从而令其展现出某些优势。

二、生理学和临床意义

Windkessel模型，特别是三元Windkessel模型，可有助于解释输入阻抗的表现，并给出可用于描述动脉系统的3个主要参数（见第23章）。Windkessel模型也可用于在离体心脏射血研究中作为负荷（图24.1）。Windkessel模型参数可以进行调整，从而对心脏泵功能进行研究[4]。图24.5所示为一项研究，在保持心脏收缩力、心率和心脏充盈不变的情况下，对外周阻力和总动脉顺应性进行调整。在类似的研究中，我们可以基于压力和流量数据对阻力和顺应性的变化进行比较。

三元Windkessel模型可以定性解释收缩压和舒张压随年龄增长的变化关系。随着年龄的不断增长，外周阻力增加的速度要高于心输出量降低的速度，从而导致平均压（轻度）升高，而总动脉顺应性，特别是主动脉顺应性，明显下降（约3倍，参见第20章），因而脉压也会相应升高。总的结果是收缩压明显升高，而舒张压有所降低（图24.6）。

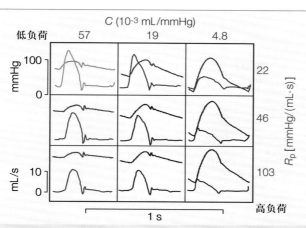

调整外周阻力（绿线，由上至下阻力逐渐增高）和动脉顺应性（蓝线，由左至右逐渐下降）所产生的效应如图所示。对照状态是左上橙线。使用该模型的优势在于所有的静脉和心脏参数都可以保持恒定，而每次只调整负荷的单一参数；在本研究中阻力和顺应性可以变化。

图 24.5　在离体的猫的心脏中，向一个三元 Windkessel 模型泵血过程的主动脉压力和流量曲线图
（Adapted from ref.[4]，used by permission）

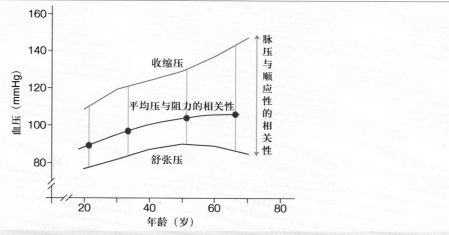

随着年龄增长，收缩压会持续升高（棕线），而舒张压在高年龄段则会下降（蓝线）。平均压（绿线）开始会升高，但在高年龄段则有所趋缓。平均压的升高主要与外周阻力的增加相关，而脉压的增加（红竖线）主要由总动脉顺应性下降所致。

图 24.6　压力与年龄的函数关系

Windkessel模型的另一用途是估算动脉系统参数。有多种方法可用于推算总动脉顺应性[5]，包括（图24.7）以下几方面。

·每搏输出量除以脉压法：该方法相对陈旧[6]，但近年来又重新回到研究视野中[7]。该方法假设每搏输出量完全射入传导血管（主动脉），且在外周没有损耗。因此，这一比值高估了实际顺应性[8]，仅适用于结果间的比较。

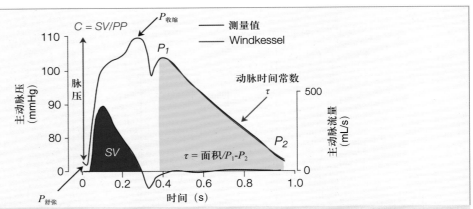

方法1：每搏输出量除以脉压（蓝色部分）。方法2：主动脉舒张压的下降时间，$\tau = R_pC$（绿色部分）。方法3：面积法，主动脉舒张压曲线下面积除以舒张期压力差，即得下降时间（黄色部分）。方法2和方法3基于公式$R_p = P_{mean}/Q_{mean}$，则可得到$C = R_pC/R_p$。

图 24.7　总动脉顺应性的测定

· 下降时间法：如前述。

· 面积法：在舒张压曲线中面积除以下降时间对应起始点间的压力差。

$$RC = \int_{t_1}^{t_2} \frac{P}{P_1 - P_2} \mathrm{d}t$$

求得R_pC时间，并计算出R_p，即平均压与平均流量之比，则可推算出顺应性[9-10]。两个面积法基于下式：

$$\int_{t_1}^{t_2} Q\mathrm{d}t = C \cdot (P_2 - P_1) + \frac{1}{R_p}\int_{t_1}^{t_2} P\mathrm{d}t$$

基于上式，对心动周期的两个时间段进行测量：收缩期初始至收缩期峰值，以及收缩期峰值至舒张期结束。因此，可得含有两个未知数R_p和C的方程组[11]。

· 脉压法：该方法基于二元Windkessel模型，用测得的主动脉流量作为输入参量，将计算得到的收缩压和舒张压预测值与实测值进行拟合。尽管二元Windkessel模型并不能得到准确的波形，但其低频阻抗与真实阻抗非常接近，而低频信号是收缩压和舒张压的主要影响因素[12]。当可以通过无创方法（如MRI、超声）测得流量时，该方法较为实用，可以基于无创压力监测（如肱或颈动脉）推算出主动脉收缩压和舒张压。

· 参数估计法：该方法使用压力和流量作为时间的函数计算三元或四元Windkessel模型。当已知主动脉流量时，可基于Windkessel模型计算出压力。这个压力预测值可以与实测值进行比较。通过最小化实测值和预测值的均方根误差（root mean square errors，RMSE），可得Windkessel模型的最优参数。上述方法可以推算出Windkessel模型的全部参数，包括特性阻抗的最佳估计值。三元Windkessel模型会高估顺应性结果[8]，而使用四元Windkessel模型则不存在这一问题[3]。类似地，用压力作为输入参数，可以对流量进行误差最小化计算[5]。

· 瞬时法：当压力和流量并不处于稳态时，适用该方法。此时由于主动脉流量不等于外周流量，基于平均压力和流量不再能计算出外周阻力。以流量作为输入参数，基于三元Windkessel模型，对传导大血管的储血过程进行分析可以计算出压力数值。通过对Windkessel模型参数进行曲线拟合，得到最小化压力实测值和预测值的差，可以精确估计Windkessel模型的参数[13]。

·输入阻抗法：与上述方法类似，该方法通过最小化均方根误差，将三元或四元Windkessel模型的输入阻抗与实测输入阻抗进行拟合。

·波速法：该方法并非基于Windkessel模型，而是基于上文提及的波传播模型。基于Moens-Korteweg公式，波速（实际是峰-峰波速，$c_{f\text{-}f}$）与顺应性存在相关性，即$c_{f\text{-}f}=\sqrt{V\Delta P/\Delta V\rho}$（见第20章）。如可测得颈动脉至髂动脉的动脉波速，以及相应的距离l和主动脉平均横截面积，则可计算出容积（V）及相应的总主动脉顺应性（$\Delta V/\Delta P$）。由于升主动脉和其他主动脉并未纳入计算，计算得到的总主动脉顺应性会低于总动脉顺应性。

需要强调的是，所有基于Windkessel模型的方法的前提是近段主动脉压力的精确测量。前3个方法仅需要对心输出量进行测量，而后5个方法则需要测得升主动脉流量波形。波速法需要同时测量压力、流量，以及相应的直径和时间。

最后一点，三元或四元Windkessel模型也可与粗略心脏模型联合，用于评价整体心血管系统的粗略模型（参见参考文献[13]中的示例）。

参考文献

扫码查看

第25章　分布式模型和管道模型

章节概要

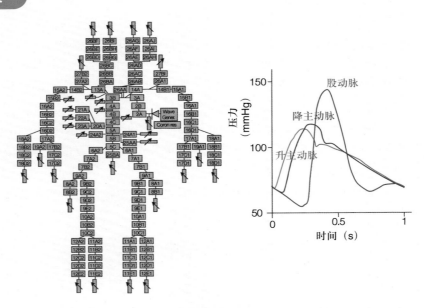

　　上图为人体体循环动脉树的分布式模型，该模型模拟了动脉系统的几何特征、振荡流量理论及动脉壁的黏弹性。按左图模型，可得到模型动脉树给出的不同位置（升主动脉、降主动脉和远端股动脉）压力预测曲线（右图）。可以看到，外周动脉压力波峰出现得较晚，且相对平滑，脉压更大。上述压力预测值与同一部位的真实测量值较为接近。分布式模型有助于对波传播、反射，以及动脉树不同位置压力和流量的分析。简而言之，分布式模型可阐释Windkessel模型无法说明的现象。在分布式模型中还可以计算输入阻抗，结果与测量值接近。有一些分布式模型在几何特征上较为精确，而有些则是简单（或者说粗略）的单管道模型，或并联双管道模型等。经授权引自参考文献[1]。

一、概述

　　Windkessel模型给出了一个动脉树的整体、粗略描述，但无法对动脉树内的压力波和流量波传播过程做出进一步的分析。波传播过程的模拟需要基于符合动脉几何特征的管道或分布式模型，见概要框附图。分布式模型的基本理念是将动脉树拆分成很多小的、几何和力学特征已知的片段。每一个动脉片段的波传播特征可以基于沃默斯利振荡流理论（见第8章）或电传输线理论（见附录3）进行分析。

　　动脉树的分布式模型还可以建立在描述质量和动量守恒的一维（简化）血流公式的基础上：

$$\partial Q/\partial x = \partial A/\partial t = 0$$

$$\partial Q/\partial t + \partial(Q^2/A)/\partial x = -(1/\rho)\cdot A\cdot \partial P/\partial x - 2\pi r_i\cdot \tau/\rho$$

其中，A 为血管横截面积，τ 为血管壁剪切应力，常用泊肃叶定律（Poiseuille's law）进行估算。上述两式有三个变量：压力（P）、流量（Q）和面积（A）。因此需要建立截面面积（A）与压力（P）之间的本构关系，从而形成三个方程三个未知数的方程组，可以很容易地用不同的数值方法求解（如有限差分或特征法）。

分布式模型已被广泛用于压力和流量传播研究的不同领域，如黏弹性的影响、不同形式的动脉疾病对压力波和流量波的影响、波反射过程，以及外周与中心压力波的关系等[1-3]。分布式模型预测的压力波和流量波相当准确，与在人体的实测波相比也很好。图25.1中实测的人体动脉压力波与标准分布模型预测压力波进行了比较。两者一致性较好，除此之外，对压力波在动脉中传播过程的诸多重要特性，如收缩压放大、脉搏平滑和压力波舒张部分在外周动脉的二次反射等，模型都能进行很好的预测。

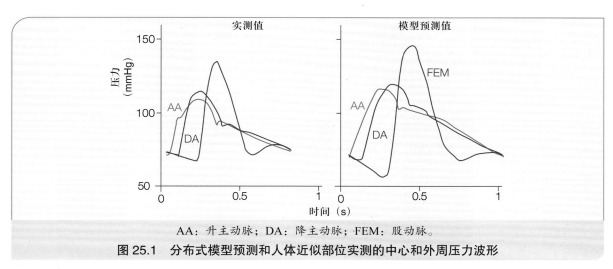

AA：升主动脉；DA：降主动脉；FEM：股动脉。

图 25.1　分布式模型预测和人体近似部位实测的中心和外周压力波形

分布式模型的整体特性，如主动脉阻抗（图25.2），也与实际结果接近。图25.2展示了来自分布式人体体循环动脉模型输入阻抗的模量和相位，以及在健康年轻人中测得的输入阻抗。图25.2还展示了分布式模型能够预测动脉输入阻抗的各项典型特征。模量在最开始几次谐波内迅速下降，而在中频和高频范围内相对平缓，与实验数据相符。在低频域，相位达到负值，然后回到低值，与测量数据相符。动脉几何特征的细节参数似乎不具有重要意义，Taylor已经证明随机生成的分布式模型（血管长度接近）给出的动脉输入阻抗和波传播过程差异不大[4-5]。

单管和双管道模型

动脉树的Windkessel模型和分布式模型代表了常用动脉树模型的两个极端：前者简单，包含3～5个全局参数，因此易于使用但不涉及波传播过程的各个方面。分布式模型则在血流动力学方面对动脉树做出了一个较为完整的描述，但需要大量的参数，包括各动脉段的几何特征和弹性，因此在使用中相当烦琐。鉴于上述局限性，一些研究人员提出了相对简单但仍可用于波传播和反射过程分析的模型。其中最简单的是单管道模型和非对称T管模型。单管道模型，顾名思义，是一个主要模拟主动脉的管道，连接模拟外周血管床的外周阻器或Windkessel模型的组合模型。该模型的简单性也是它的主要问题，因为所有远端反射都来自于一个点，而更切合实际的模型是一个粗略符合主动脉几何特征的单管道模型。非对称T管模型似乎能够在输入阻抗和波反射方面对动脉树做出更好的模拟。非对称T管模型由两根平行的管道组成，短管和长管分别代表上肢（头部和手臂）的动脉树和胸腹主动脉及腿部等分支[6-7]。两管道的末端连接一个阻器或Windkessel模型以模拟相应的末端血管床[2, 6-7]。

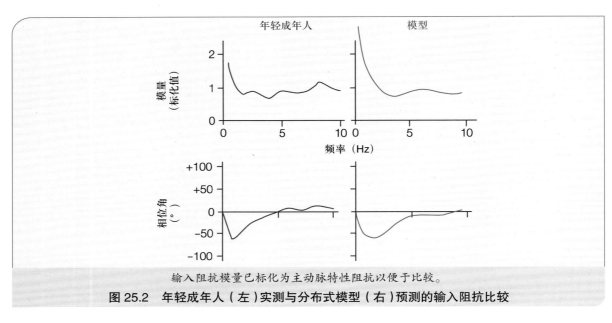

输入阻抗模量已标化为主动脉特性阻抗以便于比较。

图 25.2　年轻成年人（左）实测与分布式模型（右）预测的输入阻抗比较

二、生理学和临床意义

由于分布式模型能够较为真实地模拟各种生理和病理情况，因此作为分析工具广泛用于研究。虽然原则上分布式模型可以根据实际体内测量推算获得所需的动脉树参数，但临床应用很困难，因为构建"每个患者"的模型需要大量的参数。

在动脉模型研究中，模型的选择应取决于所要求的细节程度和关注的重点。为了了解总动脉顺应性对主动脉压和心输出量等综合参数的影响，Windkessel模型足以胜任。而为了模拟具体的影响，如局部流量和压力及其传递过程，则需要使用分布式模型。

参考文献

扫码查看

第26章 压力的传递

章节概要

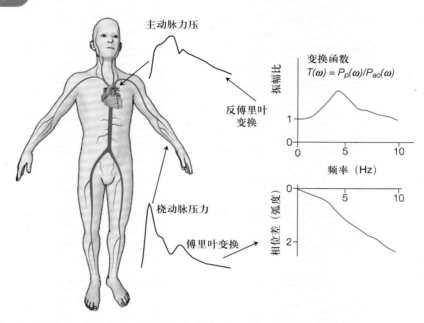

主动脉力压

反傅里叶变换

桡动脉压力

傅里叶变换

变换函数
$T(\omega) = P_p(\omega)/P_{ao}(\omega)$

振幅比

频率 (Hz)

相位差（弧度）

　　主动脉（收缩期）压力和心脏的维度参数共同决定了心脏（后）负荷（壁应力），是一个比外周血压更好的预测心血管疾病发病和死亡率的指标。主动脉压力还是评价输入阻抗和反射过程的重要参数。但是，主动脉压力无法用无创的方法测得，而外周压力，上图中的指压或肱动脉压力，则可用无创方法测得，但外周和中心压力无论是波形还是振幅都明显不同。可以通过将外周压力"传递"为主动脉压力的方法估测主动脉压力。通常在频域进行压力波波形的传递较为方便（见附录1），对于每组谐波，我们定义一个外周压力和主动脉压力的振幅比和相位延迟的传递函数。该方法见上图。总的来说，振幅在中等频率范围内高于平均水平，这反映了脉压在主动脉和外周动脉间的增加趋势。相位角为负，是由于两组压力波形间的时间延迟，即波传播过程所造成的。至于是否存在一个对患者和健康人普遍适用的转换函数，还是需要个体化制定传递函数，目前尚存争议。每个患者的诸多参数如体型、动脉弹性和反射量等均有所差异。

一、概述

　　外周压力可以通过多种无创的方法进行测量。例如，光容积描记仪能够有效地测量（校准后的）手指压力[1]，而（非校准的）桡动脉压力[2]和颈动脉压力波形可通过平面张力计进行测量[3]。这两种技术都是市售可得的。然而，大多数临床医师和家庭医师还是在使用传统的血压计测量外周压力，或者确切地说是肱动脉压。肱动脉压中的收缩压和舒张压因此被用来代替主动脉压，或者更重要的是，作为一个整体动脉压指标。但是，外周和中央主动脉压并不一致。不同位置的压力波形，以及其收缩压和舒张压可能有很大的差异（文本框附图）。总的来说，收缩压随着我们从中心部位向外周部位移动而增加，这一现象被称为"收缩压尖峰化（systolic peaking）"，这是由于外周血管床的动脉波反射作用造成的。周围血管的舒张压比中心动脉略低。最近研究表明，外周压力和主动脉压的振幅和波形不同，主动脉压能够更好地提示心脏病的发病率和死亡率[4]。此外，降压对主动脉压和外周压力的影响也有所不同[4-5]。

1.转换函数的定义

通过无创测量的外周压力波获得主动脉压力的方法之一是应用压力传递函数。本质上，我们定义了一个传递函数T，它是外周压力波（P_p）与主动脉压力波（P_{ao}）的比值。这两个压力只能在频域内相互关联。因此，我们必须应用傅里叶分析（见附录1），而对于每一组谐波，我们将传递函数的振幅定义为外周压力和主动脉压力波的振幅之比，而传递函数的相位定义为外周压力和主动脉压力的相位差。这种方法类似于输入阻抗的推导（见第23章），其中压力和流量是相关的。这在数学上可以表示为[6-8]：

$$T(\omega)= P_p(\omega)/P_{ao}(\omega)$$

桡动脉和主动脉之间传递函数的振幅和相位见概要框附图。传递函数的零频率值为外周平均动脉压与主动脉平均压之比。由于从主动脉到周围动脉平均压力下降很小，这个比值仅仅略低于1。在一般情况下，传递函数的振幅高于中等频率范围内的平均水平，这反映了脉压在外周动脉有所升高。对于高频，由于谐波振幅较小，传递函数难以准确求得。传递函数的振幅在高频时减小到可以忽略，这是因为高频在传播过程中很少遇到反射和损耗。由于两波之间的相位滞后，相位是负的，这是主动脉波向外周传播过程的直接结果。相位的平均斜率由波速决定。

有一些市售技术可以通过外周压力获得中心压力，参见参考文献[2, 6]。这些方法使用"通用传递函数"，它是在一组受试者中测得的（大量）传递函数的平均值。

2.无创测量压力波形的校正

平面张力计[2]和壁运动超声描计[9]可以无创测量外周压力波形，但无法进行校准。通过血压计定量测量肱动脉压，以及相应的肱动脉收缩压$P_{syst, br}$和舒张压$P_{diast, br}$，可有助于校准无创测量的颈动脉压[3]，后者可代替主动脉压。假设肱动脉和颈动脉的平均压和舒张压相同：$P_{diast, br} = P_{diast, car}$，以及$P_{mean, br} = P_{mean, car}$。

假设颈动脉平均压$P_{mean, car} = (P_{syst, car} + P_{diast, car})/2$，而肱动脉$P_{mean, br} = (P_{syst, br} + 2P_{diast, br})/3$。整理后可得：

$$P_{mean, car} \approx \tfrac{2}{3}P_{syst, br} + \tfrac{1}{3}P_{diast, br} \approx 0.67P_{syst, br} + 0.33P_{diast, br}$$

如果假设$P_{mean, car} \approx 0.4P_{syst, car} + 0.6P_{diast, car}$并代入上式，可得

$$P_{syst, car} \approx 0.83P_{syst, br} + 0.15P_{diast, br}$$

3.传递函数的物理学意义和简化数学模型

一个简单方法，将主动脉到外周部位的整个动脉通路看作一根管道，有助于理解传递函数的物理学意义。主动脉压力波P_{ao}，由前向行波成分$P_{f, ao}$和后向行波成分$P_{b, ao}$组成。在外周位置，前向行波和后向行波成分则分别为$P_{f, p}$和$P_{b, p}$（图26.1）。

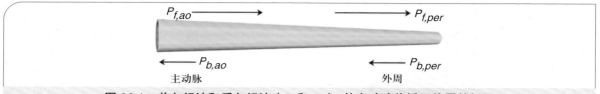

图 26.1　前向行波和后向行波（ P_f 和 P_b ），从主动脉传播至外周并折回

基于近似计算，我们可以假设外周位置的前向行波与主动脉处的前向行波等同，只是两波之间有一个时间延迟。这个时间延迟等于前向行波从主动脉到达外周所需要的时间，即 $\Delta t = l/c$ ，l 为距离，c 为波速。在频域中，时间延迟被表示为相位延迟，等于 $\omega\Delta t$ ，我们可以写成

$$P_{f,p} = P_{f,ao} \cdot e^{i\omega\Delta t}$$

类似地，外周位置的反射波与主动脉处的反射波等同。然而，由于反射波的传播方向相反，现在主动脉波比外周波滞后了同样的时间延迟 Δt 。传递函数 T 可以写成：

$$T(\omega) = P_p(\omega)/P_{ao}(\omega) = [P_{f,p}(\omega) + P_{b,p}(\omega)]/[P_{f,ao}(\omega) + P_{b,ao}(\omega)]$$

因此，

$$T(\omega) = [P_{f,ao}(\omega) \cdot ei^{\omega\Delta t} + P_{b,ao}(\omega) \cdot e^{-i\omega\Delta t}]/[P_{f,ao}(\omega) + P_{b,ao}(\omega)]$$

上式两边除以 $P_{f,ao}$ ，考虑到 $P_{b,aow}/P_{f,ao}$ 等于反射系数 Γ ，我们得到传递函数 T 的最终表达式如下：

$$T(\omega) = [e^{i\omega\Delta t} + \Gamma(\omega) \cdot e^{-i\omega\Delta t}]/[1 + \Gamma(\omega)]$$

这种单管道模型表明，传递函数主要取决于远端反射系数 $\Gamma(\omega)$ ，以及波在两点之间传播所需时间 Δt [10]。当然，这个模型过于简化了实际情况，因为它没有考虑到波损耗和非线性弹性的影响。该模型适用于单一均质血管，因此当主动脉和外周位置之间存在几个明显的反射点，如大的血管分叉时，该模型不适用。然而，该模型对主动脉和肱动脉之间的传递函数给出了合理的预测，见图26.2 [10]。

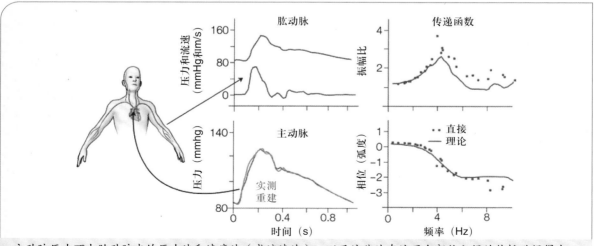

主动脉压力可由肱动脉内的压力波和速度波（或流速波），以及这些波在这两个部位之间的传播时间得出。肱动脉压力和流量（或速度）可用来计算正向和反射波的压力。当后向压力波向前推进而前向压力波在时相上出现延迟时，主动脉压力会出现叠加效应。理论传递函数（绿线）与实测数据接近。

图 26.2　肱动脉测量值与主动脉实际值的关系
（Adapted from ref. [10]，used by permission）

二、生理学和临床意义

图26.3所示为在对照条件下和给予硝酸甘油后在受试者测量得到的主动脉压和肱动脉压[5]。图26.3还表明压力的传递取决于血管树的状态。在对照组，肱动脉收缩压约为150 mmHg，而主动脉压高估了10 mmHg。在硝酸甘油作用下，主动脉收缩压明显下降。注意收缩晚期反射波的消失（增强作用减弱），这显然是由于硝酸甘油的血管舒张作用导致反射作用减弱。然而，肱动脉收缩压几乎没有变化，此时高估主动脉压超过30 mmHg。这个例子表明，外周压力波并不是主动脉压的可靠替代指标，其关系可能因不同的生理参数而异，如动脉血管舒缩张力。因此，外周动脉波不能准确地估计心脏负荷。Williams等[4]最近的流行病学研究也证实了这些差异，并讨论了其意义：在治疗和预测方面，仍然首选主动脉压。

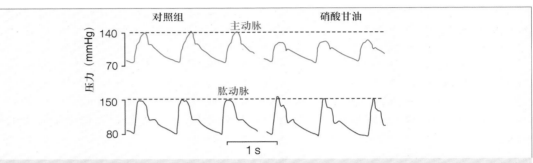

同步记录在对照组和给予硝酸甘油后的主动脉和肱动脉压力波。在血管扩张状态下，肱动脉收缩压不受影响，而主动脉收缩压降低。

图 26.3　给予硝酸甘油后的肱动脉与主动脉压示意
（Adapted from ref.[4]，used by permission）

因此，从临床角度来看，主动脉压（而非外周压力）的重要地位仍然是难以动摇的。主动脉收缩压是心脏（后）负荷的主要决定因素，且主动脉舒张压是冠状动脉灌注的驱动力。

有一些方法可以基于主动脉压波形可靠地推算出动脉顺应性（见第24章）。在射血期间，主动脉压力可以作为左心室压力的替代指标，并与无创测量得到的左心室容积一起用于估计心脏参数，如收缩末弹性（见第13章和第18章）。

传递函数技术的主要问题之一是不存在一个普遍适用于任何情况的函数。体型、动脉弹性和外周阻力等参数都是压力传递的重要决定因素，而这些参数因患者而异。因此，一方面设计一个普遍适用的传递函数虽然易于使用，但可能不够精确[7]；另一方面个体化制定的传递函数对结果的改善却有限[11]。

参考文献

扫码查看

第27章　力学传导和血管重塑

章节概要

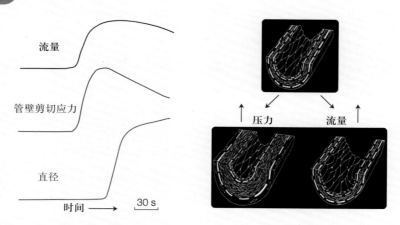

流量

管壁剪切应力

直径

时间 ——　30 s

压力　流量

压力和流量能够对血管产生效应，尤其是环向应力和管壁剪切力。短期效应：压力增大会导致平滑肌收缩，进而造成内径下降，从而维持相对正常的环向应力（肌原性反应，见第18章）。流量增大则会造成管壁剪切应力的增加，而这一过程的敏感度受内皮（多糖包被）影响。内皮释放的一氧化氮是一种平滑肌扩张剂。内径的增加会降低管壁剪切应力。这一过程称为流量介导的血管扩张作用（左图）。长期效应：持续的高血压会造成管壁环向应力的增加，进而导致管壁增厚（肥大），从而维持相对正常的环向应力。流量增加则会造成管壁剪切应力升高，进而导致血管内径扩大。总的来说，血管重塑过程会趋于将环向应力和管壁剪切应力恢复到正常水平（右图）。经授权引自参考文献[1]。

一、概述

活组织的基本特征之一是它们对力学环境变化做出反应的能力。

虽然通常指的是压力和流量的宏观量，但血管响应更多地与壁环向应力和壁剪切应力有关。结果表明，壁环向应力（σ）基于拉普拉斯定律 $\sigma = P \cdot r_i / h$，与跨壁压力相关（见第9章），而壁剪切应力（τ）基于泊肃叶定律 $\tau = 4\eta \cdot Q / \tau \cdot r_i^3 = (\Delta P/l)/(r_i/2)$，与流量或轴向压降低值 $\Delta P/l$ 相关（见第2章）。

1.短期动脉适应

压力影响：短期而言，在生理条件下，跨壁压升高会导致环向应力增加，并通过平滑肌的肌源性反应（见第18章）机制导致血管内径减小，环向应力趋于正常（见第9章，拉普拉斯定律）。因此，血管张力升高对增加的压力有拮抗效应。

流量影响：血流的急剧变化通过内皮依赖性的血管舒张或收缩作用导致血管内径发生变化。血流增加会导致剪切应力增加，后者被血管内皮所捕捉并促使血管扩张。例如，一氧化氮等血管扩张剂被释放，可造成平滑肌松弛。肌松进一步导致血管舒张和血管内径增加，从而使剪切应力趋于正常。在第2章中我们提到过，血管壁剪切应力在不同哺乳动物的相似血管和同一种动物的不同部位血管都不一致。不过同一部位的内皮细胞群似乎有一个确定的剪切应力目标值。

2.力传导

力传导指细胞将机械刺激转化为化学活动的诸多机制。其中一种机制是流量诱导的血管舒张，即增加的管壁剪切应力导致平滑肌松弛（概要框附图，左图）。

这类力传导过程只有在内皮细胞完整时才能够进行。对该机制的探索是基于Furchgott的发现，即乙酰胆碱（acetylcholine，ACh）只有在血管内皮完整的情况下才会使平滑肌松弛[2]。内皮释放因子被命名为内皮源性舒张因子（endothelium derived relaxing factor，EDRF）[2]。Palmer等发现内皮源性舒张因子是一氧化氮（NO），一种在突触传递中也产生作用的小分子[3]。因此，在与剪切率相关的扩张过程中，NO是主要的扩张因子。在直径发生变化之前，剪切应力需要高于某一阈值（图27.1，左图）。压力的水平和持续时间需要有足够的强度来引起反应（图27.1，右图）。这种关系类似于定义神经组织反应的强度–持续时间曲线。同时表明，主要是平均剪切应力引起血管扩张，而不是平均应力的振荡幅度（图27.2），而NO合成抑制剂（如L-NAME）、透明质酸酶和腔内高血糖能够抑制剪切应力依赖性动脉扩张。

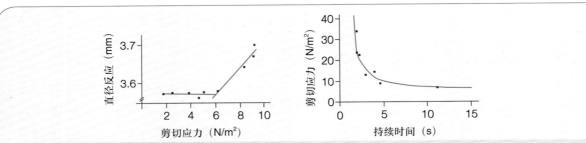

血管直径的反应与剪应力线性相关，高于一个阈值水平（左图）。强度（应力大小）和应力的持续时间决定了对剪切应力的反应。它们之间是反比关系，形成了强度–持续时间曲线（右图）。

图 27.1　血管直径的反应与剪应力呈线性关系
（Adapted from ref.[4]，used by permission）

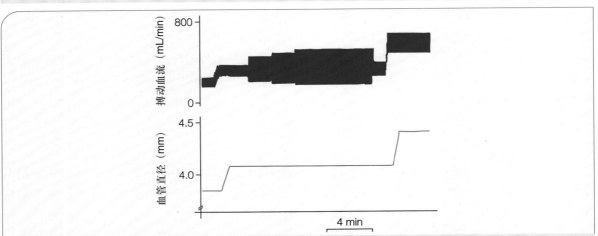

平均流量的增加（上图）会导致直径的增加（下图），见图初始部分。在相同的平均流量下，流量脉动性的增加则对直径不再产生明显的影响。平均流量的进一步增加最终导致直径增大（图中末尾部分）。

图 27.2　平均流量与血管直径的关系
（Adapted from ref.[4]，used by permission）

目前公认的是多糖包被（位于内皮细胞和腔内血液之间的一层0.5 μm厚的凝胶层）是剪切应力变化的感受器，但也有研究者认为该传感器是内皮细胞膜和（或）其细胞骨架。认为信号源自外周，且"上游"传播的说法是不太恰当的[5]。

3.长期血管适应

生长和重塑指活组织在各种生理（见第2章）和病理条件下维持一个适于生长发育环境的过程。动脉壁对跨壁压或流量的显著变化进行适应的方式包括：几何特征适应（如肥大）、结构特征适应（如角蛋白含量的变化、僵化等）和功能性适应（如内皮功能或血管平滑肌张力的变化）。

压力的影响：从长远来看，压力的增加会导致动脉壁增厚（肥厚）。动脉壁增厚会将管壁环向应力降低到基础（正常张力）水平，从而平衡压力的增加。这种适应过程示例见图27.3。

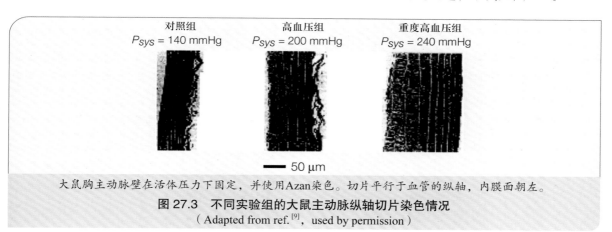

大鼠胸主动脉壁在活体压力下固定，并使用Azan染色。切片平行于血管的纵轴，内膜面朝左。

图 27.3　不同实验组的大鼠主动脉纵轴切片染色情况
（Adapted from ref.[9]，used by permission）

流量的影响。流量高低的持续改变会导致重塑。长期的、流量诱发的重构意味着细胞和细胞外壁成分的重组。有人在多种动物中对血流变化的适应性反应进行了研究，结果发现血管内径的适应性变化倾向于保持内膜表面的管壁剪切力水平不变。Kamiya和Togawa[6]首先证明了流量增加的适应性反应会使管壁剪切应力趋于正常。他们在一只狗的颈动脉和颈静脉之间建立了一个动静脉瘘，导致同侧颈动脉血流显著增加，而对侧颈动脉血流减少。术后6~8个月，高流量段颈动脉直径增大，而低流量段颈动脉直径减小。尽管流量有显著的增加或减少，但直径的变化使管壁剪切应力保持在术前水平的15%以内。

Langille[1, 7]报道了兔颈动脉的类似结果，即血流减少导致内径减小，从而使管壁剪切应力恢复（图27.4）。血流增加引起的重塑似乎与细胞增生、内弹性层和外膜的结构性变化，

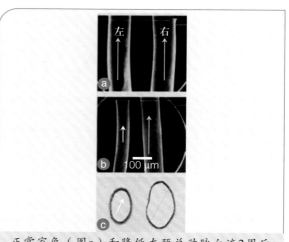

正常家兔（图a）和降低左颈总动脉血流2周后（图b白箭头）的家兔左、右颈总动脉的甲基丙烯酸酯铸型扫描电镜图。降低左颈总动脉血流2周后的横截面见图c。

图 27.4　家兔左右颈总动脉的甲基丙烯酸酯铸型扫描电镜图
（Adapted from ref.[7]，used by permission）

以及动脉的收缩特性有关。内皮细胞和一氧化氮的合成是血管对血流适应过程的主要介质。例如，一氧化氮的合成完全抑制了猪颈动脉在动静脉分流后进行重塑和维持管壁剪切力保持不变的能力[8]。

4.与生长和重塑过程相关的剩余应力

在第10章中提到，即使所有负荷都被移除[10]，心脏组织和血管组织也不是处于零应力状态。此外，我们还假设剩余应力有助于保持整个血管壁的应力分布均匀（见第10章）。由于不同的生理或病理原因，当动脉壁所处的生物力学环境发生变化时，动脉壁内的机械应力也会发生变化，其分布不再均匀。为了将应力和应变恢复到基础水平，重塑过程就可能启动。

重塑通过增加或吸收质量造成几何和结构特征的改变。因此，相应的零应力状态将发生改变。基于零应力状态的变化，或开放角度的变化，可对动脉壁重塑过程进行监测。通过手术在大鼠横膈膜下方建立一条非常紧的胸主动脉束，并对大鼠主动脉在不同位置的壁厚和开口角度的变化进行观察，见图27.5。对于束带位置以上的主动脉，由于受到较高的压力，我们观察到整个术后期间主动脉壁呈进行性增厚（环向应力正常化）。开口角的变化趋势不定。开始时，开口角度增大，表明内壁层增厚较快。之后，随着壁厚和应力水平恢复，开口角也恢复到基础水平。这说明重塑过程不仅取决于局部应力分布，还对动脉壁内残余应力的分布产生影响。

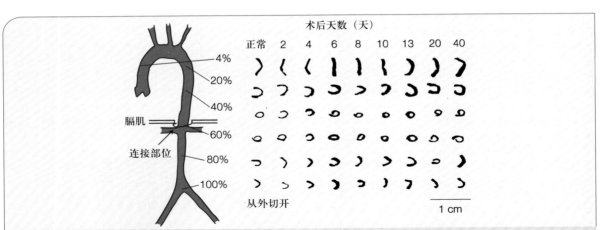

图中主动环处于零应力状态（zero stress state，ZSS）。第一列是正常大鼠的零应力状态。其他列显示的是腹腔干以上部位行主动脉束带造成的高血压后零应力状态的变化。

图 27.5　沿径向切开的主动脉环解剖结构示意
（Adapted from ref.[10]，used by permission）

二、生理学和临床意义

1.高血压状态下的动脉重塑过程

在原发性高血压患者中，血管阻力增加是由于阻力血管结构的改变、管腔直径的减小和中膜厚度/管腔直径比的增加。这与向内富营养化重塑过程是对应的，见图27.6。阻力血管重塑的类型取决于高血压的类型及治疗。肾高血压患者会出现向内肥厚性重塑。在降压治疗过程中，这一过程往往能够逆转，并观察到向外富营养性重塑和肥厚性重塑过程。Mulvany提出了几种不同类型的可区分的重塑过程，见图27.6[11]。

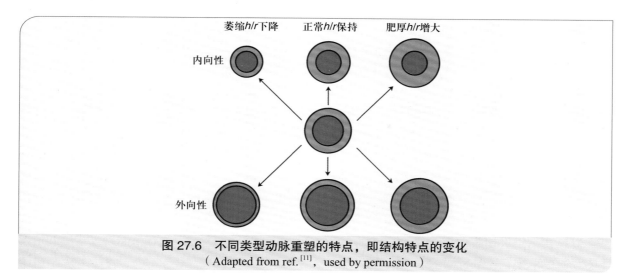

图 27.6　不同类型动脉重塑的特点，即结构特点的变化
（Adapted from ref.[11]，used by permission）

2.高血压的动脉重塑过程：大动脉

　　已知高血压引起的重塑过程可增加血管壁厚并恢复壁环向应力。在顺应性和弹性特性方面，动脉重塑是倾向于具有血管特异性的。高血压患者主动脉和颈动脉的顺应性会下降。然而，高血压患者的桡动脉顺应性和增量弹性模量似乎保持不变（图27.7）[12]。值得重视的是，顺应性和弹性模量曲线具有非线性特性。顺应性是压力（结构特性）的函数，而弹性模量是应力或应变（材料特性）的函数。我们可以发现，在其相应的工作压力下，血压正常的受试者和高血压患者的桡动脉顺应性一致，这表明有某种结构性重塑过程能够维持正常血压条件下的顺应性水平。此外，在血压正常的受试者和高血压患者中，模量–应力增量曲线是相同的，这意味着血管壁材料的内在弹性性质保持不变。这个例子很好地证明了桡动脉在高血压中重塑的能力，通过增厚使管壁应力正常化，即使暴露在较高的压力下仍保持控制依从性水平，并保持动脉组织固有的弹性特性。

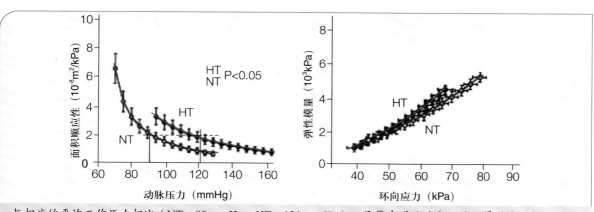

与相应的平均工作压力相比（NT：90 mmHg；HT：121 mmHg），尽管有明显的向心性肥厚（左图），但面积顺应性相似。血压正常的受试者壁厚为0.28 mm，而高血压患者为0.4 mm。两组内径相同，均为2.5 mm。正常血压组和高血压组的增量弹性模量–应力曲线（右图）基本相同，表明两组的组织材料特性相似。

图 27.7　在正常血压组（NT，$n = 22$）和高血压组（HT，$n = 25$）中活体测量的桡动脉面积顺应性（左图）和弹性模量（右图）
（Adapted from ref.[12]，used by permission）

3.血流介导的血管扩张，可作为一种评估内皮功能的手段

一个器官内的代谢性血管扩张会导致外周阻力下降，从而该器官的供应动脉血流量增加（概要框附图，上方曲线）。增加的流量引起血管壁剪切应力增大（中间曲线）。动脉壁内的机械力传感器，即内皮细胞，能够捕捉到管壁剪切作用并促使动脉扩张，从而调节并提供下游所需的较高流量，使管壁剪切应力正常化。血管扩张过程是由内皮源性舒张因子介导的，现在已知该物质是NO。如果用NO合酶抑制剂对实验动物进行预处理，或者移除内皮细胞或使其丧失功能，这种反应便会消失。供应动脉的直径增加称为流量介导的血管扩张。

流量介导的血管扩张可以用无创的方法在动脉中进行研究。例如，对比对照组和闭塞后反应性充血的高流量组，可对肱动脉直径进行测量。管壁剪切应力的增加会引起内皮依赖性的血管扩张，而后者可通过无创方法进行测量（超声、血管壁描计法）。除此之外，也可应用不依赖内皮的血管扩张剂［例如，舌下给予硝酸甘油（glyceryl trinitrate，GTN）］，在排除内皮影响的情况下对动脉的肌肉松弛进行测试[13-14]。

4.低剪切力和动脉粥样硬化

根据Caro[15]和后续大量文献，粥样斑块优先发生在低剪切力部位。近期研究表明，我们有理由认为，上述现象是由于在低剪切力部位产生的NO较少，而NO是一种抗动脉粥样硬化因子。

这也有助于理解为什么糖尿病患者和葡萄糖耐受不良者会加速动脉粥样硬化血栓性疾病的发生，因为高血糖会抑制NO的产生以应对剪切应力[16]。高胰岛素血症发生在2型糖尿病易感患者（代谢综合征或胰岛素抵抗）中，并可能在1型糖尿病中因过量注射胰岛素而发生。胰岛素血症导致动脉比正常情况下扩张更多，因此剪切应力比正常情况下低（剪切应力与半径的3次方成反比，参见第2章）；对此的代偿是胰岛素作用下基础NO生成增加。因此，糖尿病高胰岛素血症导致动脉树整体剪切应力较低，易发生动脉粥样硬化，而伴随的糖尿病高血糖也抑制了对体力活动时高剪切力所产生的反应，进一步使患者容易发生动脉病变。

参考文献

扫码查看

第28章　血流和动脉疾病

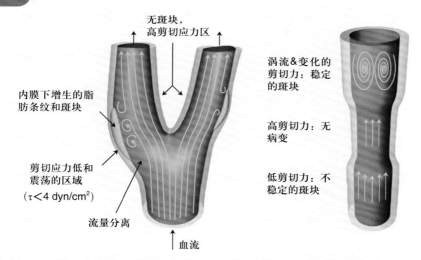

　　动脉粥样硬化是一种局限性疾病。该病首先起于动脉近分叉处和剪切力较低的区域（剪切应力低于4 dyn/cm²）。一个典型例子是颈动脉窦，在心动周期中的某一阶段，血流在该位置出现分叉，从而形成了低水平的振荡剪切应力。左图中标示了流量模式和斑块位置。剪切力正常（>10 dyn/cm²）或受到高剪切作用的区域没有斑块形成。经授权引自参考文献[1]。右图中标示了低剪切力作用会导致较大的血管病变或易损斑块，而在涡流或变剪切力区域则会形成稳定斑块，相应的这些斑块的组成成分也不相同。经授权引自参考文献[2]。血管壁剪切应力不仅在动脉粥样硬化中发挥重要作用，并且还是血管成形术和支架置入术后导致移植失败和内膜增生的主要原因之一。

一、概述

　　血流动力不仅能够调节血管的几何和结构，即重塑过程，还是影响不同种类血管疾病发展的主要因素，如动脉粥样硬化和动脉瘤。其中剪切应力的作用尤为重要，即血液流动对管腔表面施加的摩擦所产生的微小力，对动脉粥样硬化的发生和发展所产生的作用。

　　动脉粥样硬化与遗传易感性和高血压、高脂血症、吸烟等全身性因素有关。然而，这种疾病的局限性特点，表现为其主要发生在血流受扰动的部位，如分叉处和弯曲位置，并不能用同样适用于整个血管系统的系统性因素来解释。目前公认的动脉粥样硬化发生在剪切应力较低的区域，后者通常小于4 dyn/cm²或0.4 Pa，并在每个心动周期中变换方向。如颈动脉窦血管壁，这一位置的局部剪切力较低且在心动周期中的减速期发生血流分离，进而导致血流反转和剪切应力方向发生改变（概要框附图，左图）。低剪切应力与动脉粥样硬化并存的其他区域还包括冠状动脉、肾下动脉和股动脉。

剪切应力和内皮功能

除避免血栓形成的保护作用之外，内皮层还构成了机械作用感受器，它能够感知局部血流状态，并产生自分泌和旁分泌因子，用于动脉壁的功能调节。对内皮细胞的体外和体内研究均揭示了低水平、振荡的、涡流相关的剪切应力对内皮功能的有害影响。在生理剪切作用下（ $\sigma > 10$ dyn/cm²），内皮细胞沿血流方向排列，在低剪切作用下（ $\sigma < 4$ dyn/cm²）则不然。低水平、振荡的剪切应力导致NO合酶受抑制，内皮细胞周期延长，凋亡增加。此外，低水平振荡剪切力还可导致局部内皮功能障碍，导致单核细胞黏附特性增强，血小板活化增加，血管收缩加强，促进平滑肌细胞增殖，氧化活性提高，从而构成了一个动脉粥样硬化的有效模型。最近有研究表明，低剪切应力与涡流等血流模式共同决定了斑块的类型，包括其组成成分和易感性（概要框附图，右图）。低剪切作用导致易损斑块的形成，而涡状剪切则形成相对较为稳定的斑块[2]。高剪切应力诱导产生具有动脉粥样硬化保护效应的内皮表型，包括NO生成增加、降低血管收缩素、炎症反应介质、黏附分子和氧化剂的表达等。

有关剪切应力与内皮功能关系的详细讨论，可以参见Davies等[3]和Malek等[1]的综述文章。

二、生理学和临床意义

1.动脉粥样硬化的风险评估

28 ~ 38岁健康年轻受试者的颈动脉超声测量显示，内膜–中膜厚度与局部剪切应力呈显著负相关。这表明使用无创方法（如超声多普勒或MRI）评估局部血管壁剪切力水平在评价预后方面具有一定价值。

由于分叉点附近的速度分布明显与几何特征具有相关性，有人提出存在动脉粥样硬化的"几何特征风险"因素。某些具有特定几何特征的分支，如高曲率和大角度，因其更容易导致血流分离和低剪切应力区域，因而容易形成动脉粥样硬化。

2.剪切应力与静脉移植物的内膜增生

静脉移植物的内膜增生对血管壁剪切作用也很敏感。Dobrin等[4]研究了各种机械作用因素（压力、伸展力和剪切应力）对狗自体静脉移植物内膜增生和内侧增厚的影响。该自体静脉移植物是一段股动脉的旁路血管。结扎一侧股动脉，可使所有的股动脉血流通过移植物。对侧股动脉则保持通畅，仅允许部分血流通过脉移植物。在血管移植物的中间部分放置了一个限制装置，限制血管沿径向扩张。横截面解剖结构示意见图28.1。结果表明，双侧内膜增生都较为明显，而在扩张的、低剪切力的位置，比因限制装置导致高剪切作用的区域更为明显。此外，结扎股动脉获得高流量侧的内膜增生整体较保持股动脉部分通畅，即低流量移植血管的一侧要低。

低水平振荡血管壁剪切应力模式也可能是旁路移植失败的原因。在端侧吻合口附近，血流受到严重干扰。这主要是由于几何特征上的突变。对于血管移植物，内膜增生更倾向于发

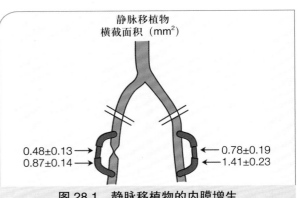

图 28.1　静脉移植物的内膜增生
（Adapted from ref.[4]，used by permission）

生在吻合口的"脚趾""脚跟"处。这也正是流量分离、低管壁剪切应力和较大的管壁剪切应力梯度发生的位置。

3.剪切作用和旁路移植物的内膜增生

高剪切应力能够抑制人工ePTFE移植物的新内膜形成。动物实验表明，通过建立远端动静脉瘘，将植入的移植物暴露在高剪切力位置，会导致已经存在的新内膜增生变薄。

4.血管成形术和支架植入后的内膜增生

球囊血管成形联合支架植入术出现术后再狭窄是一种不良的闭塞反应。球囊血管成形术中出现急性或亚急性回弹作用，这是血管术后再狭窄的主要机制，与其不同的是，支架再狭窄完全是由于新内膜增生，一种常被称为内膜增生（intima hyperplasia，IH）的组织反应。形态学研究表明，新生内膜是由早期平滑肌细胞向内生长引起的，而后逐渐被细胞外基质所取代。

有大量的科学证据表明内膜增生对血流敏感。Kohler和Jawien[5]研究了血流对大鼠颈总动脉球囊损伤后内膜增生的影响。结扎对侧颈总动脉可使血流量增加约35%，结扎同侧颈内动脉可使血流量减少约35%。术后2周，高流量组（图28.2a）的内膜厚度（由动脉管腔到提示箭头的距离）明显低于低流量组（图28.2b）。

也有强有力的临床证据，表明术后血流情况和球囊血管成形术通畅程度之间的关系。如果球囊血管成形术后局部血流和管壁剪切应力较高，则动脉保持通畅的机会更高。这一观察结果与许多施行球囊血管成形术的医师意见一致。近期研究报告表明，当流量较高时，血管成形术后下肢动脉的远期通畅度增加。Wentzel等[6]也给出了关于管壁剪切应力与内膜厚度成反比关系的直接临床证据。

支架置入后的再狭窄问题随着药物洗脱支架的使用而大大减少。药物洗脱支架能够直接将抗炎或抗增殖药物输送到动脉邻近组织，从而抑制新生内膜增生和再狭窄。

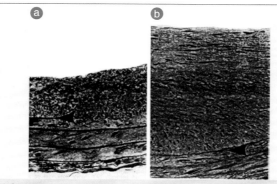

图 28.2　大鼠颈动脉接受高流量（图 a）和低流量（图 b）处置后的组织学切片，显示球囊损伤 2 周后内膜增生程度的差异

（Adapted from ref. [5]，used by permission）

参考文献

扫码查看

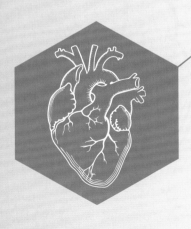

第四部分

整合

第29章 压力和流量的决定因素

章节概要

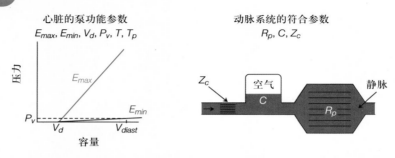

心脏的泵功能参数
E_{max}, E_{min}, V_d, P_v, T, T_p

动脉系统的符合参数
R_p, C, Z_c

主动脉压力和流量是提供泵功能的心脏和作为负荷的动脉系统之间交互作用的结果。定量分析心脏和动脉系统对压力和流量的影响，对高血压、心力衰竭和其他心血管疾病而言是非常重要的。这里我们基于压力容量关系和动脉Windkessel模型分别对心功能（左图）和动脉负荷（右图）进行阐述。心脏参数包括静脉充盈压（P_v）、舒张和收缩期压力容量关系曲线斜率（E_{min}和E_{max}）、压力容量关系曲线截距（V_d）及心动周期（T）。$E(t)$曲线按峰值E_{max}和达峰时间T_p标准化后得到的$E_N(t/T_p)$曲线形态是恒定的，只有T_p是变量（见第13章）。因此描述心脏的变量一共有6个，其中3个是Windkessel模型（见第24章）参数，包括外周阻力R_p、总动脉顺应性C，以及主动脉特性阻抗Z_c。基于这三个参数能够计算出收缩压、舒张压和每搏输出量。量纲分析表明R_pC/T和CE_{max}能够评价心脏及其负荷间耦联关系，且这两个参数在压力和每搏输出量分析中起重要作用。由于描述心脏的标准化弹性曲线（见第13章）与描述动脉系统的标准化输入阻抗（见第23章）在不同哺乳动物间是类似的，故其压力和血流的波形形态也是类似的。

一、概述

血压和心输出量是心脏和动脉负荷间相互作用的结果。但是，在不同生理条件和疾病状态下，有关心脏和动脉负荷对压力和血流的定量贡献还所知有限。为了定量分析心脏和动脉系统对收缩压和舒张压，以及每搏输出量的贡献，我们可以使用心脏泵功能和动脉负荷的简化描述。使用可变弹性模型（见第13章）可描述心脏，而使用三元Windkessel模型（见第24章）可描述动脉系统。基于上述模型我们就可以定量分析各个参数对压力和血流的贡献程度。

量纲分析

量纲分析或相似性概念，是系统地推导系统内相互关系的一种强有力的方法，它有两个主要的优势[1]。首先，它减少了变量的数量；其次，它以无量纲的方式将心脏和动脉参数进行分组，这些参数将自发缩减为心率和体型。当我们讨论比较生理学（见第30章）时，这将是一个特别重要的问题。包括静脉充盈压在内的心脏泵功能参数，以及作为负荷的动脉系统参数，均已列在概要框中。所列9个参数包括6个心脏泵功能参数和3个动脉系统参数。

因变量收缩压和舒张压（P_s和P_d），以及每搏输出量（SV）可以记为这9个心脏泵功能和动脉系统参数的函数。量纲分析表明，当变量和参数无量纲化后，无量纲参数的数量可减少3个。参考量纲共有3个（时间、力和长度），从而对变量进行描述[1]。这样就保留了6个无量纲参数。一般按下式计算较为简便[2]：

$$P_s/P_v = \Phi_1(Z_c/R_p, R_pC/T, CE_{min}, E_{max}/E_{min}, E_{min}V_d/P_v, T_p/T)$$
$$P_d/P_v = \Phi_2(Z_c/R_p, R_pC/T, CE_{min}, E_{max}/E_{min}, E_{min}V_d/P_v, T_p/T)$$
$$SV \cdot E_{min}/P_v = \Phi_3(Z_c/R_p, R_pC/T, CE_{min}, E_{max}/E_{min}, E_{min}V_d/P_v, T_p/T)$$

这些符号在概要框中均有说明。下一步是找出无量纲变量与无量纲参数的依赖关系。归一化后$E(t)$与时间及其大小的相关性差异不大（图29.1），而T_p/T对P_s/P_v、P_d/P_v和$SV \cdot E_{min}/P_v$的贡献较小，可以忽略。实验结果表明，参数$E_{min} \cdot V_d/P_v$对P_s/P_v和P_d/P_v没有影响；而Z_c/R_p对P_d/P_v和SV/V_d没有影响；E_{max}/E_{min}对$SV \cdot E_{min}/P_v$没有影响。Z_c/R_p对P_s/P_v的贡献较小[2]，可以忽略。因此，上述关系可以简化为：

$$P_s/P_v \approx \Phi_1(R_pC/T, CE_{min}, E_{max}/E_{min})$$
$$P_d/P_v \approx \Phi_2(R_pC/T, CE_{min}, E_{max}/E_{min})$$
$$SV \cdot E_{min}/P_v \approx \Phi_3(R_pC/T, CE_{min}, E_{min} \cdot V_d/P_v)$$

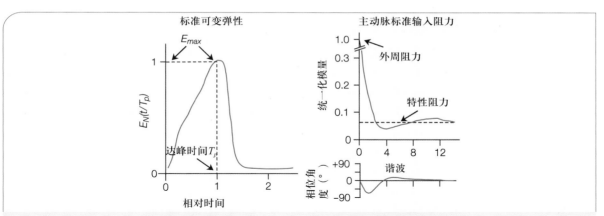

与实验动物体型无关，结果表明，主动脉压和血流波形在不同哺乳动物间类似，即使是压力波形的幅度都极为接近。

图 29.1　标化弹性曲线和标化输入阻抗

在所有无量纲变量中，参数R_pC/T、$C \cdot E_{min}$均出现。我们将其称为心室-动脉耦合参数。事实上，正是泵和负荷的相互作用决定了压力和流量。

Frank-Starling机制也从上述方程中清晰地显现出来。在保持所有参数不变的情况下，压力只与静脉压（P_v）成比例，而每搏输出量（SV）也与充盈压相关，但具体形式更复杂。事实上，舒张压与容积并不是线性相关的，因此充盈的影响比这里所示的要复杂。

压力也取决于E_{max}/E_{min}，后者也是心脏收缩力的一种测量方法。每搏输出量也可用更为复杂的术语$E_{min} \cdot V_d/P_v$描述，后者与舒张期心室充盈有关，可记为$V_d/(V_{diast}-V_d)$，其中V_{diast}为舒张末期心室容积。

在量纲分析结果的基础上，我们可以对压力和每搏输出量进行各个参数的敏感度分析。结果见表29.1。

表29.1　心脏和动脉系统参数对压力和每搏输出量的定量贡献

	P_{sys}	P_{dias}	SV
Z_c	+9	0	0
R_p	+41	+90	−28
C	−10	+22	+5
T	−50	−90	+28
E_{max}	+40	+32	+33
E_{min}	−100	−100	−100
P_v	+100	+100	+100

注：由单个心脏泵功能或动脉系统参数增加引起的压力和每搏输出量的百分比变化。因此，心动周期（T）的20%变化会造成收缩压变化10%，舒张压变化18%。负号表示随着该参数的增加而减少。相关参数的定义参见概要框。

我们要注意到标化参数 R_pC/T、$C\cdot E_{min}$、E_{max}/E_{min} 与体型大小无关，因此在静脉压接近的条件下，所有哺乳动物的主动脉收缩压和舒张压也差异不大（见第30章）。每搏输出量的确与体型大小相关。主动脉压和流量的波形是由描述泵功能的 $E(t)$ 曲线和描述动脉负荷的输入阻抗的波形决定的。两者在标化后都与体型无关[3-4]，这就解释了为什么所有哺乳动物的主动脉压和血流看起来都很相似（见第30章）。

二、生理学和临床意义

前述定量分析给出了心脏泵功能和动脉系统参数对血压和每搏输出量的贡献。由表29.1可以看到，阻力对收缩压的影响比顺应性的影响要大得多。然而，顺应性的变化通常比阻力变化大得多。例如，在20～70岁，顺应性可能约下降至原来的1/3（见第20章），从而使收缩压增加了15%，而与年龄相关的阻力每增加约10%，收缩压相应增加仅略高于4%。

基于上述无量纲参数，建议使用 E_{max}/E_{min} 来衡量收缩功能，而非单独使用 E_{max}，因为这个比例与体型大小无关，而单独使用的 E_{max} 则必然取决于心室容积大小。

理论结果可以与生物学数据进行比较。以Windkessel模型为负荷的离体心脏获得的实验数据（见第24章）表明[5]，单纯的顺应性改变对收缩压的影响较小，而对舒张压的影响较大（图29.2）。当体内顺应性降低时（见第11章），其他参数也会改变，如收缩压升高、舒张压降低[6]。在体和离体结果的主要差异是心脏在顺应性降低时的适应性改变。心脏，包括舒张充盈过程，均没有变化，见图29.2，而在体研究心脏发生了适应性改变，心输出量的下降低于体外研究的情况（图11.6，见第11章）。因此，在体研究中心脏功能的改变对血压有所影响。

动脉系统和心脏泵功能在收缩期高血压中的作用

主动脉压随年龄增长的变化见图29.3。在文献中通常认为，高血压导致心室肥厚，因此 E_{max} 升高。然而，人们往往没有意识到，肥厚也会导致心脏泵功能的特性发生变化，如壁厚增加（E_{min} 和 E_{max} 增加），而这些变化反过来可能导致血压进一步升高。由于心输出量随年龄增长下降的幅度不大，而平均压力的增加主要是由于外周阻力的增加。类似地，每搏输出量保持不变的同时脉压增加，主要是由于总动脉的顺应性降低。

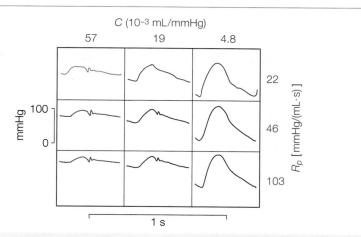

外周阻力和总动脉顺应性变化的影响如图所示。所有心脏泵功能参数和Z_c保持不变。注意平均压力取决于阻力，而脉压受顺应性的强烈影响。

图 29.2　离体猫心脏泵入三元 Windkessel 模型形成的主动脉压力
（Adapted from ref.[5]，used by permission）

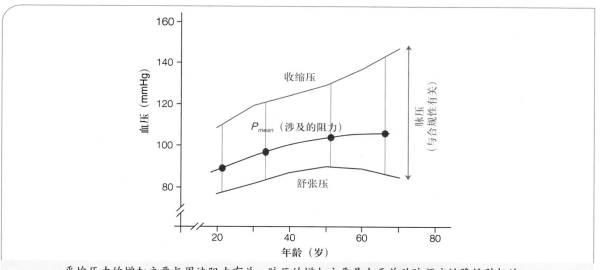

平均压力的增加主要与周边阻力有关。脉压的增加主要是由于总动脉顺应性降低引起的。

图 29.3　主动脉压与年龄的关系

利用概要框所示的模型，我们计算了四组高血压患者心脏泵功能和动脉系统对主动脉收缩压的贡献，结果见图29.4[7]。可以看出，在向心性重构中，收缩压的升高主要是动脉系统改变的结果，而在偏心肥厚中，对收缩压升高的贡献主要是心脏泵功能特性改变的结果。因此，这个例子表明，在高血压研究中心脏泵功能和动脉系统两者都需要考虑到。

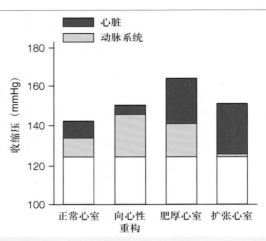

图示心脏改变的几个阶段：①正常心室；②向心性重构；③肥厚心室；④扩张心室。心脏泵功能和动脉系统参数来源于参考文献[3]。白色条带表示正常心血管系统的收缩压。在向心性重构过程中，压力的升高主要是由于动脉系统的改变。高血压时心室发生扩张，此时压力增加大部分是由心脏导致的。

图 29.4　四组高血压患者心脏泵功能和动脉系统对收缩压升高的作用
（Adapted from ref.[7]，used by permission）

参考文献

扫码查看

第30章　比较生理学

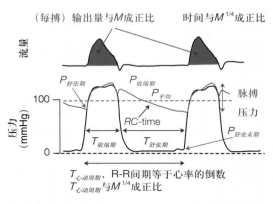

（每搏）输出量与M成正比　　　　时间与$M^{1/4}$成正比

流量

$P_{舒张期}$　　$P_{收缩期}$　　$P_{平均}$　　脉搏压力

压力（mmHg）

100

RC-time

$T_{收缩期}$　　$T_{舒张期}$　　$P_{舒张末期}$

0

$T_{心动周期}$，R-R间期等于心率的倒数
$T_{心动周期}$与$M^{1/4}$成正比

心输出量和基础代谢功能与　　　　　压力和动脉波速与
$M^{3/4}$成正比　　　　　　　　　体重M无关

　　主动脉和心室压力在不同哺乳动物间是相似的。仅有的区别是心率（HR，即$1/T_{心动周期}$）。主动脉流速波形也是相似的，但其波幅与体型大小有关。这一很强的相似性源于描述心血管系统的数个基础参数间的关系。为了对这些参数进行比较，我们可使用所谓的异速方程：$PA = PA_0 \cdot M^e$，其中PA是所需参数，PA_0为参考值，M为体重，而e是指数。双对数曲线显示出与斜率e呈线性关系，指数的相似性意味着参数之比与动物的体型大小无关。主动脉压力舒张期衰减的R_pC-时间（其中R_p为外周阻力，C为总动脉顺应性）及心动周期$T_{心动周期}$，两个参数的数量级都是$M^{1/4}$。心室–动脉耦联参数$R_pC/T_{心动周期}$与体重无关，因此在不同哺乳动物间也是相同的。容积参数包括心脏大小和每搏输出量，与体重成正比。心率的数量级是$M^{-1/4}$。由于心排血量等于心率乘以每搏输出量，因此其与$M^{3/4}$成正比。基础代谢水平与心排血量成正比，因此数量级也是$M^{3/4}$。耦合参数CE_{min}，两个比值参数E_{max}/E_{min}和$T_{舒张期}/T_{心动周期}$，与体重无关。有限的数据资料提示，$E(t)$曲线的极值和达峰时间的数量级也存在物种间的相似性。外周阻力和主动脉特性阻抗之比与动物体型大小无关，提示标化主动脉输入阻抗在不同哺乳动物间是相同的。由于描述主动脉压力和血流波形的所有参数均与动物体型大小无关，因此压力和血流波形在不同哺乳动物间也是相似的。即使动脉压力波的振幅都是相同的，尽管心输出量的数量级是$M^{3/4}$。相似的平均压水平（大脑层面）可能是维持大脑血流灌注的必要条件，而相似的舒张压水平和舒张期占比，即$T_{舒张期}/T_{心动周期}$，也是保障心内膜下冠脉灌注满意的条件。哺乳动物压力水平的相似性提示灌注对压力条件的要求非常严格，这也意味着即使是轻度的高血压也是不正常的。由于每搏输出量与体重成正比，而心输出量和基础代谢水平的数量级是$M^{3/4}$而非M，因此小动物的心脏代谢储备是较为有限的。

一、概述

比较生理学研究基于如下异速方程[1]：

$$PA = PA_0 \cdot Me$$

其中 PA 是所需参数，PA_0 为参考值，M 为体重，而 e 是指数。等式两侧取对数，可得：

$$\log PA = \log PA_0 + e \log M$$

依上式，用参数 PA 对体重 M 绘制曲线，可得到一条双对数曲线，以及拟合曲线的斜率 e。如果两个参数的斜率相等（e 相同），则这两个参数之比与体重无关，即比值与动物体型大小（体重）无关。

耦联参数 R_pC/T 的应用（见第 29 章）是比较生理学研究的一个例子，这个参数表明，动脉系统的特征时间参数 R_pC-时间，与心脏的特征时间参数 T 具有相同的幂次（图 30.1），提示其比值与体重无关[2]。不同哺乳动物间脉压接近这一现象，同样可以基于下述体重相关性理论进行阐述。总动脉顺应性（C）与每搏输出量除以脉压（PP）的比值成正比，即 $C \propto SV/PP$。平均压等于外周阻力（R_p）乘以心输出量：$P_{mean} = R_p \cdot CO$。心输出量等于心率乘以每搏输出量，而心率 $= 1/T$。故 $P_{mean}/PP \propto R_pC$-时间 $/T$。这意味着，在平均压和脉压接近的情况下，不同哺乳动物间的收缩压和舒张压是相同的。脉压和平均压之比（PP/P_{mean}）称为脉压分数。

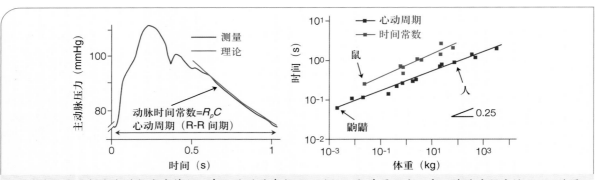

主动脉压力呈舒张期对数衰减特征，表示为动脉参数 R_pC-时间，即外周阻力 R_p 乘以总动脉顺应性 C。心动周期（$T_{心动周期}$）是一个心功能参数。两个时间参数均随 $M^{1/4}$ 增加而增加。这提示两个心室-动脉耦联参数的比值 $R_pC/T_{心动周期}$ 在不同哺乳动物间是相同的。

图 30.1 主动脉压力（左）及心动周期（$T_{心动周期}$ = R-R 间期），以及 R_pC- 时间（右）的对数 – 对数曲线
（Adapted from ref. [2]，used by permission）

心动周期随着体重的增加而增加，这一结果预示着，即使在单一物种中，心动周期也随着身长的增加而增加。这一点已在人类中得到了证明（图 30.2）。

一般来说，体积与体重（M^1）成正比，而心脏容积和每搏输出量也成正比[4]。由于 $CO = HR \cdot SV$，可以得出心输出量与 $M^{3/4}$ 成正比。这一点也已得到了证实，见图 30.3。

相关比较数据较少，但如果我们假定相似的材料特性，并考虑到体积与体重的正比关系[4-5]，可以发现，舒张期和收缩期压力–容积关系曲线的斜率与 M^{-1} 成正比，而总动脉顺应性 C，与体重成正比。因此，耦合参数 $C \cdot E_{min}$ 和 $C \cdot E_{max}$（见第 29 章）与体重无关。E_{max} 和 E_{min} 的比值等于等容搏动时的收缩压比舒张压，这一比值在不同哺乳动物间是相似的，因此 E_{max}/E_{min} 与体型无关。在目前发表的有关 $E(t)$ 曲线的数据中，当峰值时间和峰值标化后，人与狗的曲线在形状上并无差异[6]。目前还没有整个哺乳动物范围的定量数据。

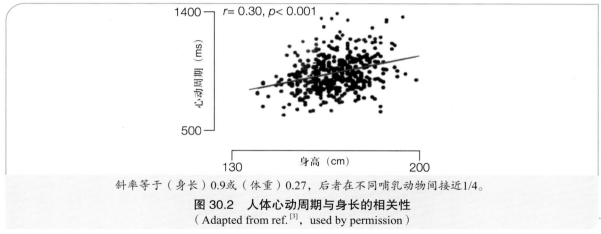

斜率等于（身长）0.9或（体重）0.27，后者在不同哺乳动物间接近1/4。

图 30.2　人体心动周期与身长的相关性
（Adapted from ref.[3]，used by permission）

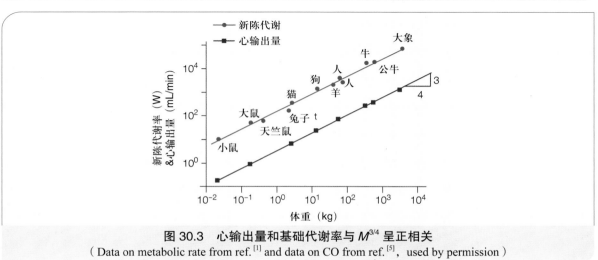

图 30.3　心输出量和基础代谢率与 $M^{3/4}$ 呈正相关
（Data on metabolic rate from ref.[1] and data on CO from ref.[5]，used by permission）

当我们绘制特性阻抗和外周阻力与体重的函数曲线时，我们再次得到了平行线（图30.4）。这意味着这个比例在不同哺乳动物间是相似的。因此，当主动脉输入阻抗相对于特性阻抗或外周阻力进行缩放，并绘制为谐波的函数时（图30.5），对应的心率倍数是接近的（见附录1）。

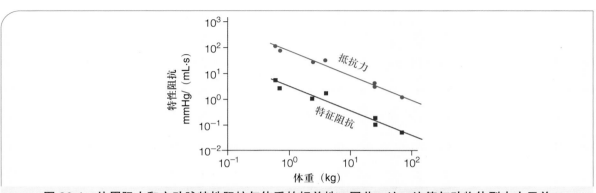

图 30.4　外周阻力和主动脉特性阻抗与体重的相关性。因此，这一比值与动物体型大小无关
（Adapted from ref.[2]，used by permission）

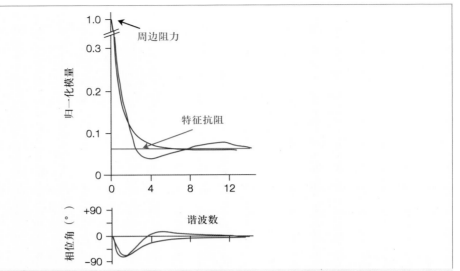

这意味着压力和流量的谐波比率接近，因此，其波形形态也是相同的。标化的三元Windkessel曲线为蓝色。

图 30.5　不同哺乳动物间的标化输入阻抗是接近的（绿色）

当使用一个三元Windkessel作为系统动脉树的可接受模型时（见第24章），输入阻抗可记为下式：

$$Z_{in} / Z_c = \frac{1 + R_p / Z_c + 2\pi \cdot n R_p C / T}{1 + 2i\pi \cdot n R_p C / T}$$

其中，n为谐波倍数，$1/T$为心率。R_pC/T和R/Z_c与动物体型无关，标化动脉输入阻抗在不同哺乳动物间基本上是类似的（图30.5，蓝线）。因此，主动脉压力和血流波形性状在各种哺乳动物间也是基于类似的原理而关联。这一点同样提示，当压力波形态接近时，流量波形也会较为接近。

无量纲心室–动脉耦合参数、$C \cdot E_{max}$和R_pC/T（舒张期主动脉压衰减时间除以心动周期，见第29章）与动物体型大小无关。综上所述，最终的结果是，在所有哺乳动物中，压力波在形状和幅度上都很相似，流量波在形状上也很相似，但幅度与$M^{3/4}$呈相关性。研究还表明（见第17章）心脏的大小决定了其所能产生的最佳外功[7]。

也有人认为，剪切应力在不同哺乳动物间也是类似的（见第27章和第28章）。剪切应力与Q/r^3成正比，由于心输出量的量级为$M^{3/4}$，而r为$M^{1/3}$，所以剪切应力为$M^{3/4}/M = M^{-1/4}$。剪切应力可能没有受到非常严格的调控（见第27章和第28章），当然在不同血管和不同动物相似动脉中还是有所差异的（见第2章）。

图30.6给出了心动周期与舒张时间的异速关系。关系的斜率并没有差异，这意味着舒张期占心动周期的比例是一个恒定的分数。心内膜下灌注主要发生在舒张期，因此取决于舒张压和舒张期持续时间。当舒张压和冠状动脉灌注时间分数接近时（见第18章），哺乳动物的灌注条件也是相似的[2]。

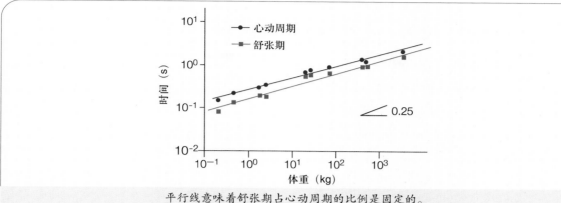

平行线意味着舒张期占心动周期的比例是固定的。

图 30.6 心动周期和舒张期持续时间与体重的函数关系曲线
（Adapted from ref.[2]，used by permission）

1.基础全身和心脏代谢

基础全身代谢和心排血量均与体重成正比，为 $M^{3/4}$（图30.3）。心输出量与 $M^{3/4}$ 成正比的原因如前所述。代谢显然与心输出量有关，但也有人提出了一些不同意见[8]。由于哺乳动物血液的载氧能力相似，基础代谢与心输出量可能密切相关。

2.心脏代谢

实验数据表明，心脏代谢随 $M^{3/4}$ 增加。耗氧量与压力–容积面积（PVA）乘以心率成正比。即，$VO_2 \propto [P_{收缩期}SV + \frac{1}{2}P_{收缩期} \cdot (V_{收缩末期} - V_d)] \cdot HR$（见第16章）。由于体积与体重成正比（量级为 M^1），压力与体型大小无关，而心率的量级为 $M^{-1/4}$，则 VO_2 与 $M^{3/4}$ 呈相关性。

因此，由于心脏代谢随着 $M^{3/4}$ 增加而增加，心脏质量与体重成正比，因此每克心脏组织的心脏代谢与 $M^{-1/4}$ 呈相关性。这意味着小动物的每克心脏代谢要高于大动物。

线粒体相对体积可以作为单位质量最大能量消耗的一个度量标准，该值随着体重的增加而减小[9]，量级为 $M^{-0.05}$。换句话说，在较小的哺乳动物中，最大代谢与静息代谢，即代谢储备的差异减少。

3.脉搏波速和反射

实验数据表明，脉搏波速度与动物的体型大小无关。这可以从基本的血管数据中看出，杨氏弹性模量 E 和壁厚除以半径 h/ri 是与物种无关的，因此波速（Moens-Korteweg方程）同样与体型大小无关。

$$c = \sqrt{\frac{h \cdot E}{2 \cdot r_i \cdot \rho}}$$

反射波折回至心脏所需时间等于波传播的长度除以波速和反射系数的相位。动脉的长度与 $M^{1/3}$ 成正比，所以反射的折回时间也与 $M^{1/3}$ 成正比。心动周期与 $M^{1/4}$ 成正比。这种能量上的微小差异，以及反射相位角上的可能差异，使得大多数哺乳动物从外周折回的反射波落于心动周期的同一位置。

总之，血压水平的严格控制似乎意味着要求心率与动脉系统的R_pC-时间相耦合。再加上与体重成正比的每搏输出量，就形成了心输出量和全身代谢的3/4次方定律。

二、生理学和临床意义

心血管系统的比较生理学表明，在哺乳动物中，心脏和动脉系统的作用产生相似的压力幅度和波形，以及相似的流量波形。这强烈表明，压力幅度和波形是很重要的。事实证明，血压升高，如原发性高血压，是提示心血管疾病的有力指标。最近的流行病学数据表明脉压与心血管疾病的发病率和死亡率密切相关[10-11]。脉压的大小，与人一生约2.5×10^9次的脉搏相结合，在动脉壁的疲劳和断裂过程中起重要作用。Martyn和Greenwald认为[12]，弹力蛋白的合成是缓慢的，而由搏动引起的损伤需要数年才能修复。弹性蛋白的减少可能是随着年龄的增长主动脉直径增大、管壁变硬的原因，这是因为随着弹性蛋白被胶原蛋白逐渐取代，血管弹性逐渐由胶原蛋白决定。

结果表明，所有哺乳动物在一生中的心跳次数大致相近（约1.4×10^9次）。因此，心率高的小动物比心率低的大型动物寿命短。目前认为血管损伤是一种可能的原因[12]。大型哺乳动物寿命较长的另一种解释是，每克的新陈代谢随着体重的增加而下降。较低的细胞代谢率可能意味着较低的氧自由基产生和较少的细胞损伤。然而，动物园里的动物和西方社会的人类寿命却比基于心跳次数预测的要长得多。

参考文献

扫码查看

第五部分

附录

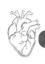

附录1　时间与正弦：傅里叶分析

附录概要

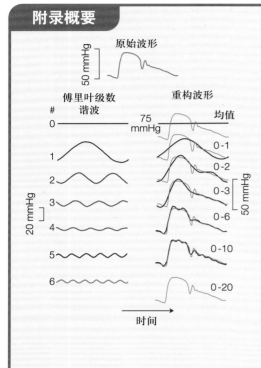

傅里叶分析用来关联血流动力学变量。当时间信号，如压力和流量在时间上直接相关，结果是没有意义的。例如，主动脉舒张期的压力和流量：压力除以零流量得到无穷大的值。一种系统分析的方法是把正弦信号联系起来（如压力和流量或压力和压力）。傅里叶分析允许将血流动力学变量表示为它们的平均值和一系列被称为谐波的正弦波。谐波是心率的倍数。当心率为72次/分或1.2 Hz时，谐波的频率有1.2 Hz、2.4 Hz、3.6 Hz等。每一个谐波有一个振幅和相位角。变量现在可通过除以它们的平均值，除以它们（相同频率）正弦波的振幅，并减去它们的相位角来进行关联。当压力和流量关联时，其计算就如应用欧姆定律一样，即压力除以流量。只有当信号处于稳态的振荡状态，且终点和起点值相同时，才能进行傅里叶分析。其他限制在生物信号中并不相关（狄利克雷条件）。只有当两个信号通过线性系统相联系时，即一个信号的正弦波产生另一个信号的正弦波，这两个信号的关联才正确。改编自[1]。

一、概述

傅里叶分析将一个周期信号分解成一系列的正弦波，称为谐波。任何重复的生理信号，如稳定状态下的压力或流量，都可以写成傅里叶级数：

$$f(t) = \frac{a_0}{2} + \sum_{n=1}^{N}(a_n \cos\frac{2\pi t}{T} + b_n \sin\frac{2\pi}{T}t), \ n为谐波数，且N \geq 0$$

T是信号周期，$1/T$是频率，在这里指心率。傅里叶系数a_n和b_n，可以直接计算，而不是通过曲线拟合得到：

$$a_n = \frac{1}{T}\int_0^T f(t)\cos(n\frac{2\pi t}{T})dt, \ n \geq 0$$

$$b_n = \frac{1}{T}\int_0^T f(t)\sin(n\frac{2\pi t}{T})dt, \ n > 1$$

傅里叶级数的一种实用的写法是用模量M和相位φ表示，如压力和流量的傅里叶级数就是用这种方式表示的，压力模量除以流量模量得到阻抗模量（见第23章），压力相位角减去流量相位角得到阻抗相位角。同样，可以从两个压力信号中得到传递函数（见第26章）。

$$M_n^2 = a_n^2 + b_n^2, \tan\varphi_n = b_n/a_n$$

进行傅里叶分析的技术现在很容易获取并执行。

在概要框附图的左侧部分，每个谐波都有一个振幅和相位角。从正弦波的起始点观测相位角是最好的，可以看到谐波的振幅在减小。在概要框附图的右侧部分显示了同一时刻正弦波相加的重构结果。用10次谐波几乎可以完全重构信号，而20次谐波可以完全重构信号。这意味着主动脉压是由大约15次谐波描述的。结果表明，信号越平滑，描述它所需的谐波就越少。心室压可以用10次谐波来描述。因此，一般来说，像压力、流量和直径等血流动力学信号包含多达15次谐波的信息，即心率的15倍。

这些知识对于测量技术来说是很重要的。要描述一个正弦波，至少需要两个点（奈奎斯特准则[2]）。因此，采样应该至少是最高频率的两倍，即信号中的最高谐波。在血流动力学中，这意味着采样率应该至少是最高谐波频率的两倍，也就是心率的30倍，而关于人体血流动力学，心率为60次/分，频率为每秒一个周期（1 Hz），采样频率应高于每秒30个样本。如果我们以420次/分或7 Hz的频率测量大鼠，采样率应该至少为每秒210个样本。

同理，我们可以推断，用于血流动力学的设备应该足够快，这样才能准确测量15倍的心率。例如，在人类使用的压力计系统，其精度至少应达到15 Hz，在心率为180次/分（3 Hz）的运动过程中，其精度至少应达到45 Hz。

我们在实践中使用了较大的安全系数（3或4），因此100 Hz的采样率对于静息状态的人来说是足够的。在运动中，抽样率的增加应与心率的增加相同。

局限性

傅里叶分析的应用存在以下局限性[1]。

· 傅里叶分析只能用于周期信号。实际上，这意味着要求所分析周期开始和结束的信号值相同。换言之，可以只分析信号的起始值和终止值相等的单个心跳或多个完整心跳，如呼吸周期。

· 对于振荡稳定状态下的信号可以进行傅里叶分析。但是，只有当系统是线性的，即输入正弦波并且输出正弦波时，计算两个信号之间的关系才会得到有意义的结果。系统也应该是时不变系统。然后，阻抗或传递函数的计算沿图A1.1所示的线进行。对相同谐波数的模量比和相位差进行计算，尽管压力与直径、压力与流量等之间存在非线性关系，但在许多情况下非线性并没有强到导致较大误差的程度。然而，输入阻抗的模量和相位的散射（见第23章）被认为是由动脉系统[3]的非线性引起的。

· 高频次谐波的振幅减小，因此比低频次谐波更容易受到噪声的影响。因此，高频信息应谨慎考虑。

· 傅里叶分析只能给出心率倍数的数据。因此频率分辨率是有限的。以不同的心率起搏，包括较高的心率，改善了频率分辨率和高频信息。

同样建议在稳定状态下分析若干次搏动（约10次）以降低噪声[4]。这可以通过分析每次搏动，并平均这些搏动的衍生谐波来完成。原则上，分析一系列的搏动也是同样准确的。当心率为75次/分，即1.25 Hz时，通过接连分析每轮的10次搏动，得到0.125 Hz倍数的谐波。然而，只有第10次、第20次、第30次谐波等（1.25 Hz、2.50 Hz、3.75 Hz等）包含了准确的信息。

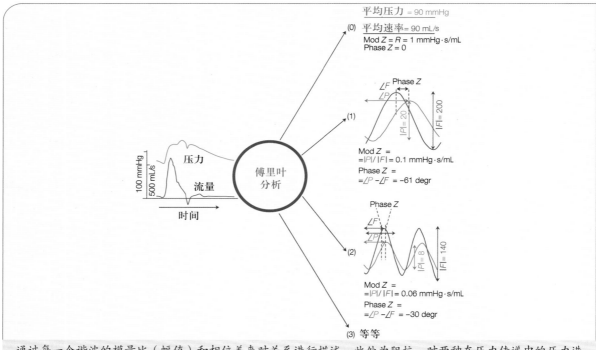

通过每一个谐波的模量比（幅值）和相位差来对关系进行描述，此处为阻抗。对两种在压力传递中的压力进行了分析。

图 A1.1　使用傅里叶分析来关联压力和流量两个时间信号

二、生理学和临床意义

傅里叶分析告诉我们，血流动力学信号最多包含15个谐波。高频次谐波消失在噪声中。因此，设备应该能够准确地测量>15倍的心率。因此，在用于人体（心率60次/分）的压力和流量测量技术中，应具有>15 Hz平坦的频率响应。在大鼠中，当心率为600次/分时，频率响应应该准确到>150 Hz。

傅里叶分析和随后计算两个血流动力学信号中每个谐波的幅值比和相位差，给出了一个线性时不变系统的信息，如输入阻抗（见第23章）。另一个重要的例子是压力传递函数的计算（见第26章）。当测量径向和主动脉压力时，对这两个信号进行傅里叶分析，然后计算它们的振幅和相位关系，就得到了描述这两个位置之间动脉系统的传递函数。一旦知道了传递函数，只要动脉系统没有变化，就可以用径向压力来推导主动脉压力。

非线性的系统，如心脏瓣膜、狭窄处的压力-流量关系等，不允许基于这种线性方法进行计算。例如，系统血管阻力和阻抗可以通过主动脉压减去静脉压和主动脉流量来计算，但不能通过心室压和流量来计算。

振荡流理论也是基于压降与流经一段动脉的流量之间的正弦关系（见第8章）。

参考文献

扫码查看

附录2 基础血流动力学要素

附录概要

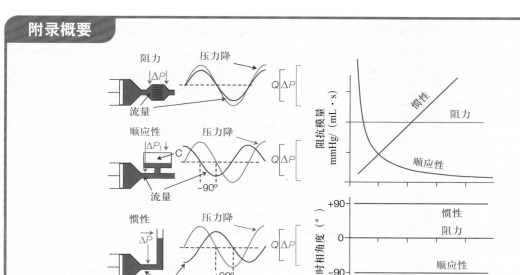

　　血流动力学三大要素是阻力、顺应性、惯性。对稳定流体只有阻力有意义。震荡流理论需要使用正弦波。正弦压力差ΔP或者跨壁压力ΔP_t与流量被提供给三要素（左图）。压力与流量振幅差比率计算出阻抗系数，不同时相也提供不同相角。阻抗显示在右图。阻力压力降和流量在时相中，阻抗即阻力。在频率为0时候，惯性和顺应性并未定义。顺应性流量促进形成压力差通过90°，惯性通过90°延迟。这些基本要素可以共同描述震荡流、血流动力学中的压力与压力中的线性关系。输入阻抗的血流动力学三要素作为频率的功能见右图。改编自参考文献[1]。

一、概述

　　阻抗的血流动力学要素在概要框附图右侧显示[1]。在压力降和流量时相中，阻力可通过其振幅比率进行计算。顺应性是正弦波使流速出现压力降，为-90°时相，为全频率波形的1/4。阻抗的模量，$|Z(\omega)| = 1/\omega \cdot C$，顺应性为$C$，$\omega$为环形频率，$\omega = 2\pi \cdot f$，$f$为频率，单位为Hz（圆周每秒）。频率增加意味着阻抗的模量降低。阻抗的惯性模量等于$|Z(\omega)| = \omega \cdot L = 2\pi \cdot f L$，阻抗随频率增加，平面角度对所有频率来说都为+90°。

二、生理学和临床意义

　　所有线性和时间恒定的血流动力学系统，如整个系统性动脉树、肺血管系统或压力传导系统都可以用这三项基本要素的组合来定量描述。线性意味着当输入（如压力）为正弦波，输出（如血流）也应该为正弦波。

局限性

　　动脉系统是非线性的。例如，压力–容积的关系为非线性。其他方面如入口长度、弯曲血管会造成非线性关系。尽管如此，在大多数实际情况中，这种非线性不影响线性分析获得的结果。分段的线性关系是合理的：对于120/80 mmHg的血压，脉搏压相对低并且高于该范围40 mmHg，超过160/120 mmHg时再次出现线性关系，而超过160/80 mmHg时可能未必存在线性关系。因此，体循环动脉阻力与主动脉输入阻抗可以进行计算，这具有重要意义。然而，由于主动脉瓣强烈的非线性关系，平均和振荡心室压力与主动脉流量无法提供足够的信息。

参考文献

扫码查看

附录3 血管节段

附录概要

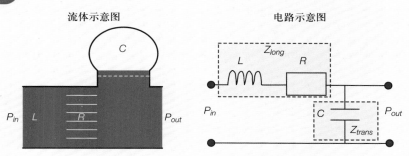

流体示意图 电路示意图

血管节段是动脉模型的重要组成部分。分布式模型、单管或双管模型及集总模型原则上都基于这些组成部分。惯性（$L = \rho l/\pi r_i^2$）、阻力（$R = 8\eta l/\pi r_i^4$）和顺应性（$C \approx 3\pi r_i^3 l/2Eh$）是构成这些组成部分的基本元素。在每单位长度均添加此类参数，L'、R'和$C' = C_A$，C_A是面积顺应性。惯性和阻力描述了压降（ΔP）和流量（Q）之间的关系，它们的组合称为纵向阻抗，$Z_l = i\omega L + R$。用阻力和惯性的组合来解释振荡流理论。大动脉的阻力可以省略，而小动脉和微动脉只保留阻力。顺应性是导致管径随跨壁压（P_t）变化而变化的原因。管径的变化意味着所容纳的血液量发生变化，并与流入和流出该节段的流量差异有关。流量的差异和跨壁压之间的关系称为横向阻抗，$Z_t = 1/i\omega C$。在解释管壁的黏弹性特征时，需要综合考虑阻力和顺应性。

一、概述

血管均匀节段的压降与流量的关系见概要框附图。该关系由纵向阻抗和横向阻抗组成，纵向阻抗由沃默斯利的振荡流理论[1-2]所描述，横向阻抗[3]则描述了管段的压力–面积（或容积）关系。纵向和横向阻抗的组合提供了特性阻抗和波传播（见附录4）。

1.纵向阻抗

纵向阻抗Z_l见图A3.1，由沃默斯利的振荡流理论所描述。对于小动脉，即当沃默斯利的α值较小时，单位长度的纵向阻抗可用泊肃叶公式和$Z_l' = R' = 8\eta/\pi r_i^4$来描述。当$\alpha$值较大时，即大动脉，单位长度的纵向阻抗可精简为仅余惯性，等于$Z_l' = i\omega L' = i\omega 4\rho/3\pi \cdot r_i^2$。

2.横向阻抗

跨壁压差，即管腔与外环境之间的振荡压力，与容积变化有关（见第11章）。容积变化可能与流量有关，因此我们可以应用"横向阻抗"这一术语。黏弹性材料的管壁，其横向阻抗见图A3.2[3]。

对于管壁几乎是纯弹性的大动脉导管，可以简化为仅余顺应性C，单位长度的顺应性为$C = C_A = \Delta A/\Delta P$，$C_A$为面积顺应性（见第11章）。顺应性的表达式为：

$$C/l = C_A = 3\pi \cdot r_i^2 \cdot (r_i + h)^2/E \cdot h \cdot (2r_i + h)，\text{或当}h << r_i\text{时，} C \approx 3\pi \cdot r_i^3 \frac{1}{2E \cdot h}$$

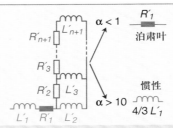

梯形网源于振荡流理论。对于外周小动脉或频率较低，即α值较小时，只有阻力起作用。对于大动脉或频率较高，即α值较大时，只有惯性是重要的。$R'_n = 8\eta n / \pi r_i^4$，$L'n = \rho / (2n-1) \pi r_i^2$。

图 A3.1　用电学术语表示单位长度动脉节段的纵向阻抗
（Adapted from ref.[1]，used by permission）

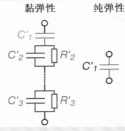

阻尼器-弹簧表示法如第10章所示。梯形网（绿色）源于黏弹性。纯弹性管壁仅考虑顺应性C'_1。

图 A3.2　用电学形式表示单位长度动脉节段的横向阻抗
（Adapted from ref.[3]，used by permission）

单位长度的横向阻力为$Z'_t = 1/\mathrm{i}\omega \cdot C_A$。

3.大动脉和小动脉

从上面的公式中我们可以看出，惯性与r_i^{-2}成正比，阻力与r_i^{-4}成正比。这意味着阻力的增加对外周血管影响最强烈，也是阻力成为影响外周血管最关键因素的原因。横向阻抗与r_i^{-3}成正比，且伴外周血管方向比例增加，这意味着外周血管对整体顺应性的影响极小。换句话说，顺应性主要位于导管动脉。我们应该记住，这三个基本元素不仅由材料属性决定，还由几何形状决定。

二、生理学和临床意义

从上面我们可以看出，随着半径变小，阻力变得比惯性和顺应性更具重要性，在非常细的微动脉中仅余阻力，即阻力血管。在大血管中，如人的主动脉，阻力因素可以忽略不计，惯性和顺应性在这一节段更为重要。

所有基于管道的模型，即单管、双管和分布模型，均以血管节段为组成部分，而这些组成部分均基于纵向阻抗和横向阻抗进行描述。

参考文献

扫码查看

附录4 波速和阻抗特性

附录概要

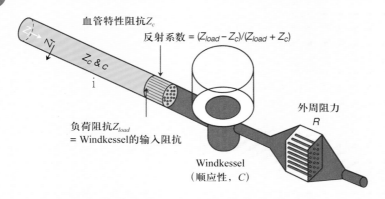

血管特性阻抗 Z_c

反射系数 = $(Z_{load} - Z_c)/(Z_{load} + Z_c)$

Z_c & c

负荷阻抗 Z_{load}
= Windkessel的输入阻抗

外周阻力 R

Windkessel
（顺应性，C）

血液黏度、密度及血管壁弹性连同血管直径及纵向、横向阻抗（Z_l' 和 Z_t' 单位长度的纵向及横向阻抗）一起构成动脉中压力-流量关系的基础（见附录3）。其他非常重要的参数如波传播 P_c 和特性阻抗 Z_c。在 Z_l' 和 Z_t' 基础上的 $P_c = \sqrt{Z_l'/Z_t'}$，$Z_c = \sqrt{Z_l' \cdot Z_t'}$，对于大的血管血液及血管壁的黏性效应可被忽略，波速 $c = 1/\sqrt{L' \cdot C_A}$，$Z_c = \sqrt{L'/C_A}$，具有 L' 和 C_A 的血液惯性及面积顺应性。顺应性较差的动脉和（或）小动脉具有较高的波速和特性阻抗。波速的各种表达式（Moens-Korteweg和Frank-Bramwell-Hill）可从这些关系中推导出来（见附录3和第20章）。反射系数决定于特性阻抗和负载阻抗（远端动脉系统的输入阻抗）。

一、概述

波速 c 和阻抗 Z_c 是决定其波传递和反射特性的两个重要血管参数。这两个参数可以从所谓波的传递理论中得出，类似于在电报线或天线电缆中传输电磁波所发生的情况。特性阻抗 $Z_c = \sqrt{Z_l' Z_t'}$，其中 Z_l' 和 Z_t' 是在附录3中给出了每个长度的纵向阻抗及横向阻抗。对于大的血管如主动脉（沃默斯利的 α 值较大）是 $Z_c = \sqrt{Z_l' Z_t'} = \sqrt{L'/C_A} = \sqrt{\rho \Delta P/(\Delta A \cdot A)}$。

传播常数 P_c 给出了传递特性：波速和阻尼常数并且是 $P_c = \sqrt{Z_l'/Z_t'}$。P_c 由实部（给出阻尼）和虚部 $\text{im}[P_c]$ 组成，给出波速 $c = i\omega/\text{im}[P_c]$。由于传递几乎总是在大血管中确定的（$\alpha$ 值较大），我们可以写出 $P_c = \sqrt{Z_l'/Z_t'} = i\omega \cdot \sqrt{L'C_A}$，而波速 $c = i\omega/\text{im}[P_c] = 1/\sqrt{L'C_A}$。这就是所谓的相位速度。

附录3中给出的关于大血管的关系式中可以得到 $c = \sqrt{A/(\rho \cdot C_A)} = \sqrt{A \cdot \Delta P/(\Delta A \cdot \rho)} = \sqrt{V \Delta P/(\Delta V \cdot \rho)} = \sqrt{1/(\rho \cdot K)}$。而 K = 膨胀率（见第11章和第20章；Frank或Bramwell-Hill的波速方程）。

由 $A = \pi r_i^2$ 推出 $\Delta A = 2\pi r_i \cdot \Delta r_i$，我们得出了 $c = \sqrt{r_i \cdot \Delta P/(2\pi r_i \cdot \rho)}$。这种公式在从半径和压力的变化中估计波速时非常有用。用 $C_A \approx 3\pi r_i^2/2E_{inc} \cdot h$，从沃默斯利的理论 $L' = 4\rho/3\pi r_i^2$（见附录3），赋予 $c = \sqrt{C_A L'} = \sqrt{E \cdot h/(2r_i \cdot \rho)}$，用 $\Delta P/\Delta r_i = h/r_i \cdot (\Delta\sigma/\Delta r_i)$，也给出了 $c = \sqrt{E_{inc} h/(2r_i \cdot \rho)}$（见第20章，Moens-Korteweg）。有时使用 $L' = \rho/\pi r_i^2$，这导致 $c = \sqrt{2 \cdot E_{inc} \cdot h/(3r_i \cdot \rho)}$。2/3和1/2的平方根之差约为15%。当存在反射时，测量的视波速度会偏离相位速度（见第20章）。然而，通过使用尖角波，如高频率

的信号，可以假设偏离的程度忽略不计（见"特性阻抗的计算"部分），视波速度就接近相位速度了。

公式的选择取决于需要获得的信息。如果要推导出局部顺应性，最好使用Frank或Bramwell-Hill方程。如果要获得材料常数Einc，使用Moens-Korteweg方程更好。

心脏把血液加速射入顺应性好的主动脉。因此，心脏在射血过程中首先遇到的是顺应性和惯性效应的组合。惯性增加了负荷但顺应性使心脏射血更容易。其综合效应由特性阻抗 $Z_c = \sqrt{L'/C_A}$ 给出，Z_c 称为特性阻抗，因为它是血管阻碍流动的特性。由于 $Z_c = \sqrt{L'/C_A}$，这意味着主动脉的特性阻抗是一个实数，与频率无关。如果我们以近端主动脉为例，在射血的初始阶段，心室遇到的特性阻抗就是近端主动脉的特性阻抗。如果心脏初始负荷是外周血管那么初始心室阻抗会高得多。因为外周动脉比主动脉的阻抗大15倍。如果主动脉是无限长的，且没有反射波回到心脏（见第21章），那么阻抗在心脏上的压力波和血流波将具有相同的形状。

1.特性阻抗的计算

由于高频对应短时间尺度，动脉树接近无反射系统，高频下的输入阻抗接近血管的确定性阻抗（见第23章）。这允许从高频率输入阻抗的模量估计阻抗（图A4.1，左图）。在实践中，使用的是第4次和第10次谐波之间的平均阻抗模量[1]。

假设在心脏射血早期，当没有反射从外周动脉返回时，压力和流速与阻抗[2]相关。这允许根据（主动脉）压力和流速的斜率计算阻抗（图A4.1，右图）。

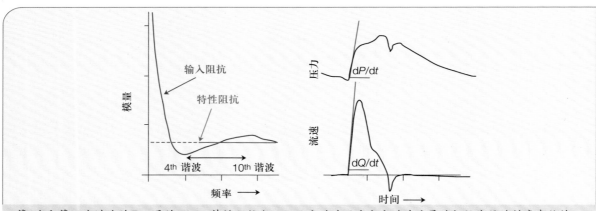

第4次和第10次谐波的 Z_c ＝平均|Zin|。特性阻抗也可以从主动脉压力和主动脉流量的初始阶段的斜率来估计，其中反射被认为是最小的：$Z_c = (dP/dt)/(dQ/dt) = dP/dQ$。

图 A4.1　特性阻抗可以从在高频率的输入阻抗模量中估计出来

2.反射系数的计算

反射系数（Γ）定义为（框中附图）：

$$\Gamma = (Z_{load} - Z_c)/(Z_{load} + Z_c)$$

Z_{load} 是动脉负荷的阻抗，Z_c 是其特性阻抗。对于负荷阻力R的动脉，反射系数等于：$\Gamma = (R - Z_c)/(R + Z_c)$。详情见[1, 3]。

反射系数介于0和1之间，0表示不发生反射，1表示全反射。反射系数在数学意义上是复杂的且是频率的函数，这意味着反射波可能相位不同步。在一般情况下，反射的正弦波不仅比正向波小，而且与正向波相位不同。由于相位偏移与时间偏移有关，反射波可能看起来是从更长或更短的距离反射过来的[4]。只有当血管的直径很大，Z_c是实数，而且负荷也是实数导致阻力是实数，反射系数是实数，压力波是同相反射。

二、生理学和临床意义

波的传输很容易用于无创性研究，无须侵入性测量即可提供有关血管顺应性的信息（见第20章）。假设半径恒定，主动脉顺应性会随年龄的增加而减少至原来的1/3，脉搏波速度增加约70%（$\sqrt{3}$）。顺应性降低还会导致特性阻抗增加，从而影响反射。如果心脏射血不变，顺应性的降低和阻抗的增加都引起脉压升高。

在研究波速的大血管（主动脉、颈动脉和大腿及手臂动脉）中，血液的黏度和壁的黏度可以忽略不计，因此波的阻尼不起作用。在动脉中，顺应性和惯性共同决定了波速和阻抗（见附录4和第20章）。当研究较小的血管时，情况会变得更加复杂，波不仅会被传输，还会被阻尼削弱。

反射发生在血管的分叉处和中断处，因此所有位置阻抗不同。反射会导致明显的时间延迟，这表明反射波的传播时间比到反射点的时间要长。在老化过程中，由于波速增加，反射波会更早地返回心脏，但这种影响被改变的相位移动所抵消[1]。

可以看出，$c/Z_c = A/\rho$，并且在cgs系统中$\rho = 1$，它成立时$c/Z_c = A$。因此，如果输入阻抗由速度而不是流量、压力确定，阻抗就等于波速。

参考文献

扫码查看

附录5　基础概念

附录概要

$$\Delta P_{\text{轴线}} = P_1 - P_2$$
$$\Delta P = R \times \text{Flow}$$

P_1

P_2

$$\Delta P_{\text{跨血管壁}} = P_{in} - P_{out}$$

$A = \pi r_i^2$

半径 r_i

$$P_{in} \approx (P_1 + P_2)/2$$

血流方向

表面或侧面面积 $= 2\pi r_i l$

长度 l　P_{out}

　　血管内，轴线上的压力差（P_1-P_2）引起了血液流动。血管内压力，约为 $P_{in}=(P_1+P_2)/2$，减去血管外压力 P_{out}，即可得到跨壁压。跨壁压的变化引起直径的变化。大动脉轴线上压力下降很小。有两个面很重要：横截面积 $A=\pi r_i^2$，此面压力推动血液向前（红色）；侧面面积 $A=2\pi r_i l$，此面与环境交换（黄色）。

概述

1.压力和流量

　　压力是指作用在单位面积上的力。在血流动力学中，我们从压差的角度来考虑压力。轴线方向上的压差或压力梯度引起了血液流动。血管或心脏内、外部间的压力差，称为跨壁压，可引起管壁扩张。

　　流量 Q 以 mL/s 或 L/min（心输出量）为单位，并衍生出体积流量或质量流量等概念。血流速度 v 以 cm/s 为单位。体积流量取决于血管横截面上的平均流速和横截面积 A，即 $v \cdot A = Q$。

　　压力和流量源于心脏的泵功能和动脉系统的特性。因此，压力和流量可以用来评估动脉系统和心脏泵功能的特性。例如，主动脉压减去静脉压后再除以主动脉流量，可得到总外周阻力。其他应用参见第14章和第23章。

2.脉动、振荡压力与流量

　　压力和流量随心动周期而变化，因此称为脉动压力和流量。将压力和流量进行傅里叶分析并绘成一系列正弦波（见附录1），称为振荡压力和流量。零项等于平均值，而谐波是振荡项。沃默斯利的振荡流理论适用于正弦压力–流量关系。

3.面积

　　概要框附图展示了血管的两个面积。面积 $A=\pi r_i^2$，即所谓的横截面积，是压力作用引起流动的面积。泊肃叶定律将流经此处的压力梯度与横截面积的2次方联系在一起，也就是 r_i^4。人体主动脉的横截面积约为6 cm^2，小动脉的横截面积约为30 μm^2。全部毛细血管的总横截面积合计约为5000 cm^{2}或0.5 m^2。

侧面面积或交换面积涉及组织和血液之间氧、底物和代谢产物交换。计算公式为：$2\pi r \cdot l$，l为长度。全部毛细血管的总交换面积约为6000 m^2。

4.波速不等于流速

血流速度是血液中的分子和细胞在动脉侧从心脏移动到外周，并在静脉侧返回（静脉回流）的速度。主动脉平均血流速度约为15 cm/s，收缩时血流速度最快约为100 cm/s。毛细血管平均血流速度约为0.5 mm/s。

波速是指压力波、直径变化和流量波传播的速度。波速与脉动现象有关，取决于血管大小和血管弹性（详见第20章）。波速值为4～10 m/s，远高于血流速度。

在本书中，波速与流速无关。即使没有血流速度，波也可能存在。

相速度是无反射动脉中的波速。当有反射时，波速称为表观相速度。这种关系可在图20.1中看到。

5.容量、流量和循环时间

腔室容积、血管床（或整个系统）的流量、循环时间，可用能识别的、无毒的、不离开所研究腔室的指示剂来确定。此类指示剂有染料、放射性示踪剂或冷盐水（热稀释技术）。对于最后一种指示剂，需进行校正。

血容量可以通过静脉注射一定量（m_d）的染料来测定。在完全混合后，测量血液样本中标志物的浓度[C]，可以计算出血容量V。血液中测量的浓度是[C]，这等于m_d/V，因此$V = m_d/[C]$。注射可以在任一血管中进行，样本也可以从任一血管中抽取。

血流量可以通过快速注射一定量（m_d）的指示剂和测量指示剂在血液中的浓度-时间曲线来确定。这被称为指示剂稀释技术，以确定平均流量。在时间-浓度曲线下，流量可由m_d/面积计算得到。在指示剂稀释技术中，流量是在进样位置确定的，而浓度-时间曲线的检测位置是自由的。例如，在左心房注射染料，可以保证良好的混合，并可以估测心输出量。浓度-时间曲线的测量可以在任何动脉进行，因此可以自由选择。

在指示剂稀释技术中，常使用冷盐水，称为热稀释技术。最常用的方法是通过血流导管，在右心房或右心室注射冷盐水，测量肺动脉温度。商用的仪器可以校正热损失。

循环时间可以通过在一个位置快速注入指示剂x_1，测量另一个位置的到达时间x_2算得。单独的循环时间作用有限，但结合流量，它可以估计两点之间的血管体积。x_1与x_2之间的血管床体积等于x_1与x_2之间的循环时间乘以体积流量。整个循环的循环时间约为1 min。

6.纳维-斯托克斯方程

纳维-斯托克斯方程[1]是包括血流动力学在内的所有流体力学的基础，可以在流体力学教科书中找到（见附录6）。这是1组3个子方程，每个子方程对应3个空间维度中的1个。它们是流体由于受压力和重力等作用力影响而产生的运动方程，也包括流体密度和黏度的影响。

由于这些方程的非线性特性，不可能用精确的数学解来求解，因此需要大型计算机来针对每种情况进行求解。可以使用相关软件来求解方程，即计算流体动力学。

在简化假设下，可以求解纳维-斯托克斯方程。泊肃叶定律、振荡流理论和伯努利方程等都是纳维-斯托克斯方程的简化形式。

参考文献

扫码查看